ENCYCLOPÉDIE DE LA SANTÉ

TROIS MALADIES

RÉPUTÉES

INCURABLES.

Dr Jules Massé

Paris. — Imp. Bailly, Divry et Cie, rue Notre-Dame des Champs, 49.

BIBLIOTHÈQUE DES FAMILLES ET DES PAROISSES.

ENCYCLOPÉDIE DE LA SANTÉ.

TROIS MALADIES

RÉPUTÉES

INCURABLES

ÉPILEPSIE, — DARTRES, — SCROFULES.

(EXEMPLES DE GUÉRISON.)

PAR

LE DOCTEUR JULES MASSÉ.

PARIS

P. BRUNET, ÉDITEUR
RUE BONAPARTE, 31

ET CHEZ L'AUTEUR
RUE CASSETTE, 18

1861

AVANT-PROPOS.

ÉPILEPSIE. — DARTRES. — SCROFULES.

I. Incurables!

Comprenez-vous, cher lecteur, un mot plus brutal que celui-là? C'est un arrêt, c'est une sentence! il rappelle cette idée du poëte italien qui, aux portes des enfers, faisait abandonner toute espérance. Incurable... vous prononcez céla sans tressaillir? Ne comprenez-vous donc pas qu'il renferme tout un avenir de découragement, des jours lents et pleins de tortures!

Oh! quand un malade espère sortir du danger où il se trouve; quand on peut lui dire : Dans neuf jours, vingt et un jours peut-être, quelques semaines enfin, vous serez sur pied, il supporte son mal avec courage. Peu lui importe que sa poitrine siffle, que son sang bouillonne dans ses artères, que tout son corps soit douloureux!

C'est un mauvais temps à passer! Après toute cette tempête viendra le calme et la tranquillité, et comme on aura du bonheur alors à respirer librement, à dormir sans anxiété, à se remuer sans la moindre souffrance! Incurable! j'ai vu ce mot seul tuer comme un coup de poignard, ou faire mourir à petit feu comme ces tourmenteurs des âges passés.

— Eh! mon Dieu! va me répliquer un de ces optimistes qui trouvent tout parfait, et sans cesse se déclarent au mieux, dans le meilleur des mondes possibles, ce mot incurable est si peu terrible, qu'on l'écrit en grosses lettres sur les hospices destinés à la vieillesse!

— Permettez, Monsieur! il est des indispositions et des maux dont l'incurabilité n'effraye personne. Vous trouvez un vieillard atteint d'un catarrhe chronique, ou bien d'accidents goutteux, ou bien de rhumatismes d'ancienne date, ou bien d'une faiblesse toute rationnelle, vous pouvez lui dire sans l'effrayer : Vous ne guérirez jamais complétement de tout cela; votre catarrhe est une espèce de maladie complémentaire, qui est regardée comme un brevet de longue vie. La goutte et le rhumatisme sont des ennemis si rageurs, si entêtés, si tenaces, qu'une fois installés chez un individu, on parvient bien rarement à les en déloger. Ils incommodent, ils harcèlent, ils occasionnent bien des souffrances, mais enfin ils ne font pas mourir. Quant à votre faiblesse sénile, que voulez-vous? on ne peut pas vous rendre vos quinze ans. Tout s'use dans ce monde, nos organes, comme tout autre instrument; les vôtres sont languissants? Ménagez-les; mais n'en ayez aucun souci, car il est parfaitement reconnu que ce sont les pots fêlés qui durent le plus longtemps.

Très-bien; mais le mot incurable, imprudemment jeté à la tête d'un malheureux atteint d'épilepsie, de dartres ou de scrofules, a des effets tout différents; souvent il s'adresse à des jeunes gens qui s'imaginent avoir devant eux une longue carrière, et qui l'aperçoivent à ces mots parsemée des plus terribles épreuves. Car, remarquez bien que ces trois maladies inspirent l'effroi et le dégoût, et par conséquent ont un caractère décourageant et presque honteux. Est-il un épileptique qui avouera jamais son mal? Est-il un homme dartreux qui ne soit profondément humilié par l'obligation de promener devant tous les yeux ses plaies intarissables et ses croûtes repoussantes! enfin qui ne se trouve désolé, désespéré, épouvanté, quand, montrant des plaies scrofuleuses, on a l'imprudence de lui dire : Cela sera bien long ; vous avez les *écrouelles* ; vous avez des *humeurs froides !*

— Mais, vont me dire quelques médecins (grands partisans de l'incurabilité), nous cachons toujours ce que nous pensons à nos malades ; nous leur donnons des espérances ; nous adoucissons leur chagrin par quelques paroles d'encouragement. Oh ! nous ne sommes pas des sauvages.

— Oui, mais comme vous avez joué la comédie ; comme vous ne voulez encourir aucune responsabilité grave, après avoir dit blanc au malade, vous déclarez noir à tout son entourage, vous jetez là, au sein d'une famille, des germes de désolation, qui prennent racine et fécondent vite. A la tristesse de tous ceux qui l'approchent, le malade s'aperçoit que très-probablement on leur a parlé franchement, à eux, mais qu'on ne lui a pas dit toute la vérité, à lui ; et alors il interroge, il dépense toute l'adresse, toute la diplomatie dont il est capable pour qu'on lui fasse l'aveu sincère de votre sentence ! Et, trop souvent, par malheur pour lui, il obtient des confidences qui le tuent !

Ce n'est pas tout.

Si vous n'allez pas dire à un malade atteint d'épilepsie, par exemple :

— Mon pauvre ami, je vous plains bien, vous avez là un mal terrible dont je ne puis vous faire espérer la guérison !

Vous l'écrivez, vous le publiez dans les journaux de médecine ! Vous exposez, plus ou moins littérairement, votre opinion dans des réunions scientifiques, dont le compte rendu est publié partout, et s'il vous vient la malheureuse pensée d'essayer un petit ouvrage sur une si importante matière, sous prétexte de paraître indépendant, vous accumulez arguments sur arguments pour démontrer l'inanité de tous les traitements, et faire admettre votre désolante opinion d'incurabilité !

Prenez garde, Messieurs, prenez bien garde ! quand un homme se trouve frappé par l'une de ces trois maladies, épilepsie, dartres ou scrofules ; ennuyé de toujours souffrir, inquiet de ne pas voir arriver plus vite les améliorations qu'on lui promettait, il ne se contente plus de s'adresser à des médecins, il se fait médecin lui-même, c'est-à-dire qu'il cherche et demande partout les ouvrages qui traitent de sa maladie. Il ouvre, il lit, relit encore, et, tout à coup, il rejette le livre avec effroi, il vient d'y trouver, imprimée, la sentence que vous avez, si cruellement, si légèrement prononcée.

Non-seulement le mot terrible d'incurable agit et devient un fléau pour les malheureuses victimes des maladies que vous prétendez ne pouvoir guérir, mais il réagit encore, et d'une façon désastreuse, sur un bon nombre des médecins appelés pour porter secours.

Ces messieurs arrivent, interrogent, examinent, et quand une fois ils se sont convaincus qu'il s'agit d'une maladie réputée incurable, ils ne font rien, ils n'opposent au mal que quelques niaiseries palliatives, et, tristes soldats qui rendent lâchement les armes, ils assistent de sang-froid à des désastres quotidiens, ils constatent sans émotion de lentes et désolantes défaites.

II. Il faut en rappeler.

Quand devant les tribunaux qui nous régissent et qui sont chargés de l'application de nos lois, un inculpé se trouve frappé d'une condamnation inattendue, il a le droit de faire porter sa cause devant une autre juridiction judiciaire. Il en rappelle, c'est-à-dire qu'il demande nouvelle enquête, nouveaux débats, nouvelle défense, et vraiment c'est une de ces précautions qui doivent faire bénir nos modernes législateurs, car bien des fois elle a servi à faire rectifier des faussetés; elle a donné à l'innocence les moyens de faire reconnaître toute l'iniquité des sentences légèrement prononcées, de faire rectifier des condamnations aventureusement proclamées.

Eh bien! nous en rappelons, nous aussi, de la sentence prononcée par tous ces Esculapes de mauvais aloi! et qui s'imaginent avoir fait un acte de courage en se cambrant sur leurs deux jambes, en plongeant leurs deux mains dans leurs poches, et en déclarant doctoralement que telle ou telle maladie ne peut jamais guérir!

Nous en rappelons! et nous voulons comparaître devant le tribunal où siégent trois juges équitables : la sagesse, le dévouement, l'expérience.

Oh! je prévois un tonnerre de réclamations; j'entends déjà d'ici de bien bizarres clameurs.

Ne voyez-vous pas ce petit écrivassier, qui prétend nous expliquer les grandes lois physiologiques, qui nous accuse d'erreurs et d'inconséquences, nous! .

— A-t-on jamais vu une pareille outrecuidance! Mais ce petit auteur ne vient-il pas se poser là comme la sagesse et le dévouement en personne!

— Ah çà! d'où nous vient ce criard pourfeudeur? et qu'est-ce qui lui donne la hardiesse de parler avec tant de vergogne? Est-il de quelque académie? de quelque faculté?

— Monsieur veut se faire juge, et de quel droit?

Du calme, du calme! très-chers et très-honorés confrères! Vous me traitez d'écrivassier, vous en avez le droit; mais je regrette de ne pouvoir vous juger sur le même terrain, vous qui n'avez jamais griffonné que d'assez pauvres ordonnances! Non, vraiment, je n'ai jamais eu la prétention de me draper en divinité, ni de poser pour la statue de la Sagesse ou du Dévouement. — Quant à me faire juge, je n'en ai ni la vocation, ni les moyens; j'ai le malheur d'avoir le sommeil assez facile, et rien ne m'endort plus vite qu'une audience.

Je ne veux pas même me présenter comme simple avocat : il faut, pour remplir convenablement une semblable mission, de l'ardeur, de l'éloquence, des connaissances qui me feraient peut-être défaut. Je ne suis que pauvre greffier et je me contente d'appeler et d'exposer la cause. La sagesse dont j'ai parlé est celle du public; le dévouement, celui de la charité; quant à l'expérience, ne la voyez-vous pas là-bas avec ses poches pleines de volumes, de livres et de manuscrits, avec son grand registre rempli de notes et d'observations?

On appelle la cause : la séance est ouverte; laissez-moi bien tranquillement lire le modeste exposé des faits.

III. Ce qu'il s'agit de démontrer.

1° On prétend que la maladie, appelée épilepsie, haut-mal, mal caduc, etc., est une de ces affections qui résistent à tous les efforts de la médecine. Or, il s'agit de prouver — et messieurs les juges apprécieront — que bien souvent les cas d'épilepsie les mieux caractérisés, reconnus et traités convenablement, ont été suivis de guérison.

2° Il est une foule de dartres, réfractaires à toute médicamentation, dit-on. Il s'agit de prouver que dans des cas de cette nature, certains traitements ont été efficaces, certains remèdes ont été couronnés d'un succès inattendu.

3° Enfin on a tant dit et répété que les scrofules, écrouelles, ou humeurs froides, étaient des maladies qui toujours savaient se soustraire aux efforts médicamenteux, que presque tous les gens du monde et un bon nombre de médecins regardent cette maladie comme incurable. Il s'agit de prouver le contraire et de montrer qu'avec de la persévérance et des médicaments, bien choisis, on parvient à refaire en quelque sorte les constitutions les plus maladives, on peut réhabiliter les tempéraments les plus compromis.

Certes, voilà rude besogne, et si je voulais traiter à fond des questions de si grave importance, je remplirais plus d'un volume de notre modeste Encyclopédie. Mais, je le répète une dernière fois, j'ai écrit tous ces livres sans me poser en professeur, sans vouloir les augmenter de la moindre compilation, sans chercher à faire étalage d'une bibliographie inutile. J'ai tenu à n'aborder que les points pratiques, et je me suis surtout attaché à dire, à expliquer, à conseiller précisément ce que les autres avaient oublié dans leurs recommandations.

Ainsi, dans les trois grandes questions qne je vais aborder, je choisirai les points de vue qu'il m'a paru bon de mettre en lumière, et de tous les traitements conseillés par les auteurs, je ne dirai que ceux dont j'ai fait l'expérience moi-même, et dont j'ai reconnu l'encourageante efficacité

ÉPILEPSIE.

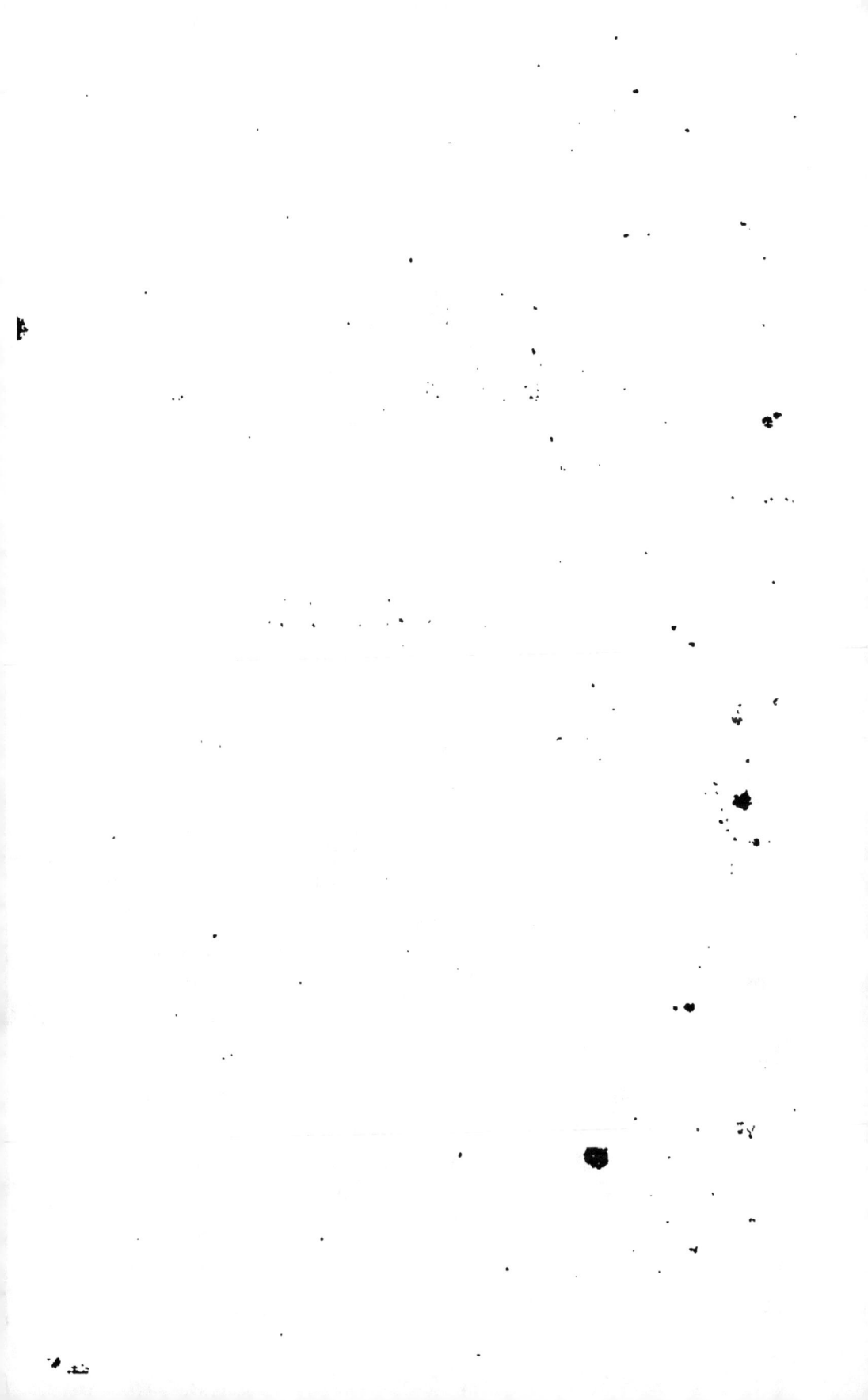

ÉPILEPSIE.

PREMIÈRE PARTIE.

CAUSES, MARCHE ET CARACTÈRES DE L'ÉPILEPSIE.

I. Une attaque bien caractérisée.

Voilà un jeune homme qui semble jouir d'une santé parfaite, et qui, sauf un peu de tristesse sur le visage, offre toutes les apparences d'une excellente constitution. Il a bien dormi, bien déjeuné, et il sort de chez lui pour faciliter par un peu de promenade l'important travail digestif. C'est dans ce moment-là que le hasard nous le fait rencontrer. Tout d'un coup cet homme s'arrête; il devient pâle, pousse un cri aigu et tombe à la renverse. Pas un geste d'abord, pas une contorsion, l'individu est renversé comme une masse inerte. Vous vous précipitez à son secours, vous le regardez, vous l'appelez, vous le secouez, vous n'en pouvez obtenir aucune réponse. Tous les membres sont roides; les yeux, la bouche, les doigts les mains ne font d'abord aucun mouvement.

Mais bientôt à cette période de roideur succède la période des secousses ; les doigts des mains se crispent et se ferment convulsivement; les bras se contournent, la bouche grimace, les paupières qui s'entr'ouvrent laissent voir des yeux tout à fait renversés.

Alors il semble qu'une main invisible prend cet homme à la gorge et cherche à l'étrangler. Tout à l'heure il était pâle, et voilà que ses joues deviennent non-seulement colorées, mais lie de vin, ses lèvres se tuméfient et paraissent toutes bleues, les veines du visage et du cou se dessinent et se gonflent.

Enfin, de la poitrine comprimée, où le cœur bat avec violence, sort un ronflement qui ressemble au râle de l'agonie. On entend très-bien que l'air qui entre et sort des poumons passe à travers des mucosités qu'il fait bouillonner; et, en effet, bientôt des lèvres qui s'entr'ouvrent sort une bave muqueuse, une mousse souvent sanguinolente. C'est la dernière période de l'accès. Au moment où l'on croit le malade sur le point de rendre le dernier soupir, on le voit tout à coup revenir à la vie et renaître en quelque sorte d'une façon inespérée. Le cœur s'apaise, le râle se tait, les membres s'assouplissent, la figure reprend sa couleur naturelle, et le malade ouvrant les yeux, regardant tout autour de lui avec stupeur et inquiétude, semble sortir de l'un de ces sommeils maladifs, que rendent exagérément pénible d'épouvantables cauchemars.

Il ne se souvient de rien; il a la tête lourde, un peu de lassitude dans tout le corps, voilà tout; il peut reprendre sa marche et sa promenade: l'orage est passé, la tempête est conjurée. C'est fini.

II. Tous les accès ne sont point aussi tranchés.

Vous venez de le remarquer, dans un accès d'épilepsie complétement caractérisé, se trouve un cri, une chute soudaine, une perte complète de connaissance, contorsions des membres et du visage, strangulation, râle, mousse souvent sanguinolente. (La mousse est sanguinolente parce que bien souvent pendant sa convulsion l'épileptique se mord la langue ou les lèvres.)

Mais il est des accès d'apparences beaucoup moins terribles, et d'abord ils sont annoneés par des signes avant-coureurs; des maux de tête, des éblouissements, une coloration plus intense du visage, une extrême irritabilité nerveuse. Puis il n'y a pas toujours cri et chute instantanée. Le malade sent la salive lui remplir le gosier, il fait des efforts spasmodiques pour en faciliter la déglutition. Son regard devient inquiet alors. Le pauvre patient sent très-bien qu'il va avoir une crise; il a le temps de s'asseoir, et c'est alors que sa tête se retourne, que ses yeux se ferment et qu'il perd connaissance.

Point de râle, l'attaque dure très-peu de temps; souvent même elle est passée avant que les personnes présentes aient eu le temps de s'en apercevoir.

Il n'en est pas moins certain qu'il y a là la terrible maladie de l'épilepsie! Ces accès, si modérés qu'ils soient, constituent une situation grave; peu à peu, en effet, ils finiront par se compléter, et ils aboutiront aux terribles inconvénients des attaques que nous décrivions tout à l'heure.

III. Que devient la maladie abandonnée à elle-même?

Dès qu'il y a perte de connaissance dans une convulsion nerveuse, cette convulsion a le caractère redoutable de l'épilepsie. Or, l'épilepsie, sans être une maladie incurable, comme tant de gens le croient, le disent et le répètent, est, il faut bien en prévenir, une maladie qu'il faut traiter, sous peine de la voir aboutir à une terminaison funeste.

En effet, non-seulement les accès peu caractérisés finissent par se caractériser davantage, mais bientôt les attaques qui se renouvellent d'une façon irrégulière vont se rapprochant davantage, à tel point qu'après s'être montrées tous les mois, toutes le semaines à peu près, elles finissent par se répéter non-seulement tous les jours, mais trois fois, mais dix fois, mais vingt fois par jour.

On comprend que sous l'influence de commotions si directes et tant de fois reproduites le centre nerveux, c'est-à-dire le cerveau, finit par se détraquer, par se dénaturer et par devenir incapable de présider aux fonctions les plus importantes de la vie! de telle façon que l'épilepsie, abandonnée à elle-même, se termine infailliblement par l'idiotisme, la décrépitude et l'aliénation mentale.

Par quel mécanisme? Il est peu important de le rechercher, ce me semble. Les grands savants auront beau m'objecter que l'épilepsie ne laisse aucune trace sur le cerveau, les faits sont là, et il n'y a rien de têtu comme des faits.

Je pourrais cependant rétorquer leur objection en leur faisant remarquer que, pendant une attaque d'épilepsie, comme il y a strangulation, commencement d'asphyxie, il s'exécute forcément vers la masse cérébrale une congestion sanguine analogue à la congestion qui gonfle les veines extérieures, et qui non-seulement rougit mais fait bleuir la peau du visage et du cou.

Et cela est démontré péremptoirement, non-seulement par la logique, mais par un examen attentif des individus morts pendant un accès. Il est bien rare qu'une attaque épileptique, si forte qu'elle soit, étrangle et tue ses victimes. Mais comme elle les fait tomber instantanément, et en leur ôtant la puissance d'exécuter aucun mouvement, il est arrivé bien souvent que de pauvres épileptiques, tombant la face contre terre, et se trouvant avoir la bouche et les narines dans du sable, dans l'eau ou dans tout autre milieu capable de mettre obstacle à la respiration, sont restés tout mécaniquement étouffés et ont succombé pendant leur attaque. Eh bien ! les autopsies pratiquées après ces funestes accidents ont toutes permis de constater une congestion sanguine, qui enlaçait et pressait la masse cérébrale.

Or, il est impossible qu'un organe aussi délicat, aussi impressionnable que le centre nerveux subisse des congestions sanguines multipliées sans en être blessé, compromis et en quelque sorte dénaturé.

IV. A l'aide donc? Il faut combattre.

Il est des maladies chroniques qui s'usent en quelque sorte tout seules et semblent se lasser de torturer toujours le même individu. Il en est ainsi de certaines névralgies, de quelques rhumatismes et de la migraine. Je conçois que les personnes atteintes de ces sortes d'affections prennent patience, les subissent avec insouciance ou courage. Mais l'épilepsie, une fois tombée sur ses victimes, s'y acharne, s'y cramponne, et ne les quitte jamais si on ne prend les moyens nécessaires pour la faire battre en retraite. C'est un ennemi méchant, redoutable, mais que l'on peut vaincre en l'abordant hardiment, en le combattant avec persévérance.

Sans doute, me direz-vous; mais de quelles armes se servir? Quels médicaments employer? Quels moyens prendre? Pour attaquer avec quelque chance de succès une maladie quelle qu'elle soit, il faut en connaître non-seulement les causes, mais la nature. Or, les causes et la nature de l'épilepsie sont des secrets impénétrables!

A cette dernière assertion j'oppose le démenti le plus formel! Que la nature de l'épilepsie soit problématique, c'est possible, et je réponds tout de suite à cette grosse erreur : Il faut connaître la nature d'une maladie pour la combattre avec un peu de succès. Voudriez-vous bien m'expliquer, s'il vous plaît, la nature d'une fièvre intermittente? Quel en est le mécanisme? Quelles en sont les raisons physiologiques? Vous n'en savez rien, n'est-ce pas? Eh bien! ni moi non plus. Or, notre mutuelle ignorance nous empêchera-t-elle de combattre, de couper, et de vaincre la fièvre périodique avec le sulfate de quinine? Vous ne sauriez trop m'expliquer non plus la nature et le mécanisme de tous les accidents causés par un vice spécifique constitutionnel? Cela vous empêchera-t-il de mettre en usage contre ces accidents l'iode et le mercure? Non! cent fois non! Il n'est donc pas indispensable de bien connaître la nature et le mécanisme d'une maladie pour chercher à la détruire.

Maintenant, permettez-moi de ne pas être tout à fait de votre avis sur la prétendue ignorance où nous sommes des causes de l'épilepsie. Nous avons des causes éloignées, des causes plus prochaines, des causes directes. Je m'en vais vous le prouver, j'espère, dans le paragraphe suivant.

V. Il y a plusieurs sortes d'épilepsies.

Je prévois que cette assertion va étonner bien des praticiens et fera jeter les hauts cris à quelques incorrigibles. Car il est une erreur trop répandue, une opinion terrible pour les épileptiques. Bon nombre de médecins s'imaginent que l'épilepsie a toujours les mêmes causes, les mêmes caractères, les mêmes complications, et, pour vous prouver que l'épilepsie, quels qu'en soient les caractères, est une maladie identique et tout à fait semblable à l'épilepsie d'un degré et d'un caractère différent, ils en montrent du doigt le dénoûment, la terminaison fatale.

Mauvaise réplique! mauvaise démonstration. Ainsi, toutes les maladies mortelles finissent presque toujours par le râle, c'est-à-dire par un engouement pulmonaire. Cela veut-il dire que toutes les maladies doivent être ramenées à une maladie de poitrine, et ne hausseriez-vous pas les épaules devant un médecin qui, appelé pour soigner un agonisant, laissant de côté et les accidents cérébraux et les accidents splenchniques, ne s'occuperait que du sifflement des poumons et du râle qui commence?

Eh bien! le praticien qui devant des attaques d'épilepsie ne veut traiter que ces attaques et se montre assez insouciant pour ne pas s'enquérir des causes diverses qui ont produit ces attaques, est aussi déraisonnable que le médecin en question.

Je ne crains point de l'avancer, et je compte bien le démontrer par tous les faits que je citerai dans cet ouvrage, l'épilepsie n'est réputée incurable par tant de gens que parce que tous ont toujours voulu la traiter de la même manière. Au contraire, les médecins consciencieux, qui, non contents de rechercher les caractères d'une attaque convulsive, après y avoir reconnu des signes épileptiques, ont pris soin de remonter aux causes de la maladie, d'en rechercher la marche et les complications, ont pu traiter cette maladie rationnellement, l'attaquer avec logique et la combattre avec succès!

VI. L'épilepsie sympathique ou par contre-coup.

Admise et niée tour à tour par ceux-ci et par ceux-là, l'épilepsie sympathique a occasionné bien des dissertations et des divagations. Elle a eu ses partisans auxquels ont répondu des ennemis acharnés. On s'est passionné sur cette question comme sur certaines questions historiques et religieuses, comme sur quelques explications des passages de la Genèse, comme lorsqu'il s'est agi de décider si la terre tournait autour du soleil.

Les anciens, Hippocrate en tête, ont tous admis l'épilepsie sympathique, expliquant très-bien que d'un point douloureux pouvait monter jusqu'au cerveau une sorte d'effluve maladive, et produire sur la masse cérébrale un retentissement assez violent pour se traduire par une crise épileptique.

Il est des individus, dit Arétée, chez qui la cause de l'épilepsie réside dans la tête et dont les accès débutent par cette région; chez d'autres, au contraire, l'accès commence par des nerfs éloignés du cerveau. Ainsi les premiers doigts ou les premiers orteils se contractent avec douleur, avec engourdissement ou tremblement. Bientôt ces symptômes se propagent vers la tête, et dès que le mal en rampant atteint cette partie, les malades y éprouvent le retentissement douloureux que ferait éprouver un coup de pierre ou de bâton.

Galien parle d'un jeune homme qui, avant ses attaques d'épilepsie, sentait une sorte de vapeur froide qui lui montait de l'une de ses jambes jusque vers la tête. Comparant, en conséquence, la marche de l'accès avec celle d'un venin dans l'économie, considérant que par la ligature ou la résection d'une partie piquée ou mordue, on empêche l'empoisonnement général, Galien fit appliquer une ligature au milieu du membre de son malade, juste au-dessus du point où se faisaient sentir les premiers phénomènes douloureux, et, de cette manière, il prévint le retour des accès.

Ne vous semble-t-il pas que voilà deux autorités déjà qui auraient dû arrêter un peu les plaisanteries et les niaises objections de bien des incrédules? Depuis Galien jusqu'à nos jours, chaque siècle a vu, a enregistré des faits analogues; les objections n'en ont pas moins continué, et la discussion se poursuit encore, tant et si bien qu'en ce moment même l'épilepsie sympathique, admise par quelques auteurs, est niée et formellement repoussée par le plus grand nombre.

Je sais que la théorie de l'épilepsie sympathique, admise par certains praticiens, a jadis été cause d'exagérations regrettables. On s'est dit: le point de départ des attaques épileptiques est dans le bout de ce pied ou bien dans les deux premiers doigts de la main. Coupons le bout du pied, coupons les deux doigts, et nous enlèverons la source du mal. De semblables opérations ont été faites et n'ont pas toujours réussi. Qui s'en étonnerait? Ne comprend-on pas que toutes les souffrances produites par des lacérations de cette nature sur des sujets déjà sur la pente de l'abîme épileptique, au lieu de les sauver, les ait fait choir jusqu'au fond du précipice?

Les opérateurs ont eu tort, je le proclame, mais cela n'ôte rien à la vérité du principe que je défends, c'est qu'en dehors de l'épilepsie d'emblée, c'est-à-dire de l'épilepsie qui part du cerveau, il est une épilepsie par contre-coup dont le point de départ est souvent situé aux extrémités de quelques branches nerveuses.

— En vérité! vont s'écrier quelques confrères, c'est avoir trop de naïveté! Comment veut-on qu'une simple névralgie des doigts, par exemple, retentisse assez sur le cerveau pour déterminer un accès épileptique, quand l'amputation d'un membre qui nécessite la résection de tant de filets nerveux, n'ébranle point assez la masse cérébrale pour déterminer les convulsions dont il s'agit?

—Vous me dites : comment je veux? Je ne veux rien que vous convaincre, mais si j'avais un souhait à faire, un désir à formuler, je demanderais l'abolition et de l'épilepsie par contre-coup et de l'épilepsie d'emblée. Vous venez m'objecter : nous ne pouvons comprendre!... Cela, Messieurs, ne doit pas vous empêcher d'admettre. Avez-vous jamais compris les accidents du tétanos?

Je me souviens que tandis que j'étais élève à la Charité, un ouvrier se présenta à la consultation pour nous montrer une simple écorchure qu'il avait au gros orteil du pied. On se disposait à le panser et à le renvoyer chez lui, quand le malade, d'un ton suppliant qui fit sourire tout l'entourage, demanda un lit et la faveur d'entrer à l'hôpital. C'était un grand garçon de vingt et quelques années, fort, robuste, musclé comme un Hercule.

— Un lit pour une écorchure? Mon ami, vous plaisantez!

— Monsieur, mon écorchure ne m'inquiète guère, et la voilà d'ailleurs qui commence à se fermer; mais depuis ce matin je me sens mal à mon aise, je ne suis point à mon affaire et il m'est impossible de travailler. Comme je ne suis pas riche et que je n'ai pour logement qu'un mauvais garni, si vous pouviez me laisser entrer chez vous, seulement pour une couple de jours, cela me rendrait bien service.

Pendant que le jeune homme parlait, le professeur l'avait examiné avec attention; son regard scrutateur avait trouvé sur le visage du malade un air insolite, un aspect plein d'inquiétude, et se tournant vers l'élève chargé de délivrer les entrées :

— Donnez un lit, lui dit-il, nous aurons peut-être quelques observations à faire sur ce sujet-là.

Les observations ne se firent point attendre. Le lendemain à la visite, au moment où le malade vit arriver le chef de service près de son lit, il le regarda avec anxiété.

— Ah ! ah ! c'est notre jeune écorché ! Voyons le bobo? Êtes-vous toujours mal à votre aise, mon ami ?

—Plus encore que je ne l'étais hier ! Je crois bien que j'ai eu de la fièvre, car j'ai ressenti des frissons ! et puis, j'ai mal dans le dos, dans le cou, dans la tête, dans tous les membres.

Le chirurgien fit une petite moue, qui signifiait : tout cela ne nous annonce pas grand'chose de bon. Il voulut revoir l'écorchure, il en cautérisa avec la pierre infernale tout ce qui était encore à vif, puis il prescrivit un purgatif et de la tisane de fleurs d'oranger.

Le soir même, comme je retournais à l'hôpital pour quelques affaires de service, j'entends sortir du lit du malade des plaintes auxquelles j'étais loin de m'attendre. Je m'approche, je trouve au jeune homme tous les traits contractés; je veux prendre son pouls, je sens un bras roide et des doigts crispés. Je demande à voir la langue, le pauvre patient ne pouvait presque plus ouvrir la bouche. Oh ! alors, je sonne l'alarme, je fais demander l'interne de garde. Nous appelons à notre aide les antispasmodiques les plus énergiques. On confie l'exécution de nos prescriptions à un veilleur de nuit. Hélas ! notre médicamentation resta sans résultat. Douze heures après, le malheureux jeune homme, ce garçon robuste, qui nous avait fait rire en demandant la faveur d'entrer à l'hôpital pour une simple écorchure, était pris du plus épouvantable tétanos, affection terrible à laquelle il ne tarda point à succomber !

Eh bien! je le demande, quelle était la cause de ces accidents tétaniques? Une simple écorchure faite à l'orteil du pied! Qui pourra m'expliquer par quel mécanisme cette écorchure a pu réagir sur le cerveau et déterminer dans tout l'organisme ces tortures, ces contractions terribles et cette convulsion suprême qui a fini par étouffer le malade?

De ce que nous ne pouvons expliquer ni comprendre ce mécanisme, nous n'avons pas le droit de révoquer en doute la cause des accidents tétaniques. De même, nous ne pouvons nier l'épilepsie sympathique, parce qu'il n'est aucune théorie qui puisse en éclaircir la marche et en expliquer l'explosion.

Au reste, j'aime mieux répondre par des faits que par des paroles; d'autant plus que les trois exemples que je vais citer non-seulement prouveront que l'épilepsie peut arriver par contre-coup, mais démontreront déjà d'une façon péremptoire que l'épilepsie n'est point toujours incurable.

VII. Premier fait.

Cette observation a été rapportée par le docteur Maisonneuve (de Nantes), dans un des meilleurs ouvrages que j'aie pu trouver sur l'épilepsie:

Le nommé Bayel, âgé de vingt-cinq ans, d'un tempérament pléthorique, soldat au dépôt de la guerre, à l'île de Ré, entra à l'hospice civil de cette île, le 24 nivôse an X, pour y être traité d'une épilepsie dont les accès se renouvelaient trois fois chaque jour régulièrement, à six heures, à neuf heures du matin et à deux heures de l'après-midi. Ces accès, qui duraient vingt à vingt-cinq minutes, étaient précédés d'une pente invincible au sommeil, et commençaient par un violent mouvement qui mettait en contraction tous les muscles extenseurs, et parmi les fléchisseurs ceux des membres seulement. Aussitôt les convulsions générales et les autres symptômes caractérisaient l'accès, dans lequel on comptait jusqu'à vingt-cinq et même trente-deux séries de convulsions et autant d'instants de repos. Il finissait par un mouvement semblable à celui qui l'avait précédé. La contraction des muscles restait telle, que si on eût pris le malade par un bras, on aurait pu le retourner tout d'une pièce sur son axe, sans déterminer la flexion du bras opposé, qui pendant ce mouvement aurait supporté le poids du corps.

M. Pontier mit successivement en usage tous les moyens conseillés en pareil cas, l'opium, le quinquina, le camphre, la valériane, le moxa sur la tête, et aucun ne réussissait. Après bien des questions, il apprit, le 8 prairial, qu'en messidor an IX, le malade avait été saigné au pied droit, à l'occasion de l'épilepsie dont il était atteint depuis plusieurs années, et que dès lors les accès étaient venus trois fois chaque jour; que quelque temps après, on le saigna au pied gauche, et qu'à la suite de cette seconde saignée, la durée des accès avait doublé. Il soupçonna que cette épilepsie périodique n'était que sympathique, et qu'elle provenait de la section imparfaite du nerf saphène de chaque extrémité. Il examina les cicatrices, qui lui montrèrent que les ouvertures avaient été faites en travers, et il sentit sous la peau de chacune d'elles une petite tumeur non apparente de la grosseur d'un tiers de grain d'orge, située devant la veine et à son côté externe. Le malade, depuis huit mois, n'éprouvait pas, comme avant, un sentiment de froid qui montait le long de la jambe droite. Cette connaissance fut, selon l'expression de M. Pontier, comme un trait de lumière qui l'éclaira sur ce qu'il avait à faire. Il se rendit auprès du malade un instant avant deux heures, et appliqua une ligature au-dessus du genou droit. L'accès, qui durait vingt-cinq minutes, n'en dura que cinq. Le lendemain, ligature au même endroit, demi-quart d'heure avant l'accès de neuf heures; la même chose eut lieu.

Le 10, même épreuve, même résultat, pour l'accès de six heures du matin. Avant l'accès de deux heures, M. Pontier comprima au-dessus du genou avec le tourniquet de Petit, dont la pelotte fut appliquée sur le trajet du nerf saphène. L'accès ne dura qu'une minute et demie. Quand le malade eut fait le mouvement annonçant la fin de l'accès, M. Pontier relâcha le tourniquet; aussitôt il survint un tremblement spasmodique universel qu'il arrêta quand il le resserra. Pour s'assurer si ce tremblement provenait du défaut de constriction, il relâcha de nouveau le tourniquet; le tremblement reparut sur-le-champ et cessa à mesure que la constriction fut augmentée. Les membres tendus s'assoupirent bientôt, et le sommeil vint comme à l'ordinaire.

Le 11, avant l'accès de neuf heures, M. Pontier posa une ligature au-dessus des malléoles du même côté, et le résultat fut le même que la veille. Il essaya avant le temps où l'accès devait finir d'ôter la ligature; aussitôt, tremblement universel, qui cessa à mesure qu'on comprima avec la main l'endroit où la ligature avait été mise. En soulevant légèrement la main qui comprimait ou en irritant avec le doigt l'endroit de la saignée, les tremblements reparaissaient, pour cesser quand on comprimait de nouveau.

Le 11 au soir et le 12 au matin, même épreuve, même résultat.

Jusque-là M. Pontier n'avait point mis de ligature à l'extrémité inférieure gauche; mais, pour s'assurer si le nerf saphène de cette extrémité n'était pas en partie la cause du mal, avant l'accès de deux heures, il mit une ligature au-dessus des malléoles de chaque jambe; l'accès n'eut pas lieu; mais le malade paraissant disposé à s'endormir, il chercha à lui procurer de la distraction en lui donnant des jetons à compter. En les comptant, le malade éprouvait une sorte de plaisir qu'il exprimait par un rire semblable à celui de l'ivresse. Il se manifestait de temps en temps quelques tremblements légers des membres et de la tête; un peu de difficulté à exprimer certains nombres; mais il conservait toujours l'usage de la raison et des sens. L'heure de l'accès étant passée, M. Pontier le fit lever, et il se promena pendant deux heures à l'aide de béquilles. Ces épreuves, répétées le 13 et le 14, eurent encore plus de succès, il n'y eut plus de tremblement ni de pente au sommeil.

Le 15, avant l'accès de six heures, M. Pontier voulut s'assurer plus positivement si la lésion des nerfs saphènes était bien la cause de cette épilepsie, ou si elle ne pouvait pas provenir de quelque tumeur cachée dans l'épaisseur du pied. Pour cela, il ne mit point de ligature au-dessus, mais au-dessous des malléoles, en garnissant de charpie les cavités situées derrière elles, pour que la compression fût plus égale et plus efficace. Peu après, pente au sommeil, douleur de tête, roideur des membres, tremblements qui augmentaient; déjà tout annonçait l'invasion de l'accès, quand on serra promptement les ligatures placées, en cas de besoin, au-dessus des malléoles, et le calme se rétablit sur-le-champ.

A sept heures, M. Pontier appliqua sur chaque cicatrice des saignées un morceau de potasse caustique pour diviser les nerfs. Il aurait pu, sans doute, dit-il, les diviser plus promptement avec le bistouri, mais il craignait d'effrayer le malade, extrêmement irritable; d'ailleurs, le bistouri n'aurait fait que diviser, et il voulait détruire les petites tumeurs qui existaient sur chaque cicatrice. Le caustique avait produit son effet à deux heures, puisque l'accès n'eut pas lieu, quoiqu'on n'eût point appliqué de ligature. Dès lors, on a cessé d'en faire usage, et depuis ce temps, il n'est pas survenu le plus léger accident.

Au bout de six jours, les escarres ont tombé, et leur chute a laissé voir que les chairs avaient été détruites par le caustique jusqu'à l'os. Les cicatrices étaient achevées le 25 messidor.

Pendant l'emploi de ces moyens, le malade avait fait usage, pendant quinze jours, de deux gros de valériane en poudre avec deux gros du meilleur quinquina chaque jour. Le traitement moral n'avait point été oublié. Au moment où M. Pontier écrivait cette observation, le malade n'avait plus d'accès depuis longtemps.

VIII Deuxième fait.

L'observation qui va suivre est empruntée à un ouvrage beaucoup plus récent que celui de Maisonneuve. Nous l'avons trouvée dans un excellent livre écrit et publié par un médecin de Genève, le docteur Th. Herpin, dans un ouvrage couronné, du reste, non pas par l'Académie de médecine, mais par l'Institut de France.

Nous la reproduisons dans tous ses détails, car le fait exposé avec la clarté et la méthode d'un homme plein d'expérience, non-seulement démontrera à toute personne intelligente qu'il est des épilepsies sympathiques et des épilepsies guérissables, mais encore il nous initiera à une méthode de traitement sur laquelle nous tenons à donner d'amples renseignements et qui nous paraît appelée à rendre d'éminents services.

Albertine est une jeune fille de dix-huit ans, sans profession, de petite taille, de forte constitution, blonde, à peau blanche, aux joues roses, d'un caractère qui paraît doux, d'une intelligence au-dessus de l'ordinaire et d'une bonne santé habituelle.

Dans la ligne paternelle, il y a eu des affections scrofuleuses et du rachitisme; le père, cependant, jouit d'une bonne santé. Dans la ligne maternelle, les maladies des centres nerveux ont été très-communes : l'aïeul maternel et deux oncles de cette branche ont été aliénés; une sœur de l'aïeule est morte épileptique et dans un état de demi-enfance; une cousine a succombé à une méningite aiguë; un cousin est à demi idiot; la mère a été plus tard aliénée; un des frères de la jeune file a été affecté de rachitisme.

Le 11 janvier 1844, je suis appelé auprès d'Albertine. On m'apprend qu'elle a éprouvé, il y a trois ou quatre semaines, pendant deux à trois jours, et trois ou quatre fois par jour, durant une minute environ, une sorte de crampe des deux derniers doigts de la main gauche. Cette crampe débutait par une douleur assez vive dans la portion correspondante du dos de la main, et consistait en une flexion convulsive et douloureuse des doigts indiqués. La souffrance s'étendait un peu au médius. Quelquefois tous les doigts étaient fléchis, et il est arrivé à la jeune personne de laisser tomber un objet qu'elle tenait à la main. Après ces atteintes de quelques jours, le malaise a cessé jusqu'au 9 janvier, où ces accès ont reparu deux ou trois fois dans la journée. Ils se sont renouvelés de la même manière le 10 et le 11.

Ce soir, vers onze heures et demie, Albertine était debout, près de la cheminée, avec son frère, quand elle lui a montré la contraction de ses doigts, et, au moment même, elle a poussé deux ou trois cris de douleur; la main s'est fermée, l'avant-bras s'est fléchi et le bras s'est relevé de manière à porter la main vers l'épaule. Le frère a saisi le bras, et à l'instant la jeune fille est tombée brusquement sans connaissance. (Albertine m'a raconté plus tard que la contraction du bras avait été très-douloureuse, qu'il lui avait paru que cette sensation gagnait tout le corps et que sa tête lui semblait se retourner en arrière, quand elle a perdu le sentiment.) Au moment de la chute, le jeune homme a saisi sa sœur sous les épaules, pour la traîner vers son lit (ils étaient seuls); mais comme il fallait traverser une pièce obscure pour gagner la chambre à coucher, il a dû la laisser là, aller chercher la lampe, la poser sur le plancher, reprendre sa sœur, la traîner près de son lit, reprendre la lampe, et enfin relever la jeune personne pour la mettre sur son lit. Troublé, éperdu au milieu de ces opérations multipliées, le jeune homme n'a remarqué qu'une chose: c'est que sa sœur, dans le trajet, avait les bras contractés. Il l'a quittée pour aller chercher du secours à l'étage au-dessus, mais il est revenu promptement. A son retour, Albertine avait la respiration bruyante et était encore sans connaissance. La mère étant survenue alors, a appelé sa fille qui lui a répondu, mais en divaguant; elle était extrêmement pâle et avait un peu de salive écumeuse sur les commissures des lèvres. L'accès a duré dix minutes au moins. J'arrive un petit quart d'heure après: la jeune personne a repris complétement connaissance; la face est colorée, avec l'expression de la stupeur, la pupile extrêmement dilatée, l'iris ne conservant qu'une ligne de largeur; il y a un peu de céphalalgie et le pouls est agité. *Je prescris seulement une potion éthérée.*

Le 12, à neuf heures du matin : Assez bonne nuit. Il reste encore de la céphalalgie; les pupilles sont naturelles. Peu d'appétit ; rien, du reste, d'anormal. *Oxyde de zinc, grammes* 2,60; *sucre,* 8,00 : *en* 24 *poudres,* 3 *par jour.* Les parents de la jeune fille, interrogés avec soin sur la cause de la maladie, ne savent à quoi l'attribuer.

A midi et demi, je suis appelé auprès d'Albertine. Il y a un quart d'heure, elle venait de se lever et laçait ses bottines, assise sur le bord de son lit, où sa mère était encore couchée, quand elle a été prise de sa crampe des doigts ; le bras s'est roidi; la mère s'est hâtée de verser une cuillerée de la potion et a pu la faire prendre à sa fille au moment où les convulsions commençaient. Ces convulsions étaient violentes du côté gauche de la face et les mâchoires agitées de vives secousses ; la mère ne pouvait voir le côté droit de la figure qu'elle tenait appuyé contre sa poitrine en soutenant son enfant; les bras étaient roides à la fois et agités de mouvements convulsifs. (La pantomime par laquelle la mère, à ma demande, imite les convulsions, ne laisse aucun doute sur leur nature.) La perte de la connaissance a été absolue, et Albertine n'a aucun souvenir de ce qui s'est passé depuis l'instant de la contraction douloureuse du bras. La respiration a été bruyante ensuite; puis il y a eu un moment de calme et la connaissance est revenue assez vite. Le fichu de la mère, sur lequel était appuyée la figure de la jeune fille, était fortement mouillé de salive. L'accès a duré cinq minutes ; il n'y a point eu d'assoupissement consécutif. A mon arrivée, je n'observe d'autres symptômes qu'une très-forte coloration de la face, les pupilles dilatées et de la céphalalgie. *On donne en ma présence la première poudre. En donner* 4 *par jour.*

Le soir, on m'apprend qu'à une heure et demie après midi, la malade, rentrée dans son lit après l'accès du matin, a eu une crise de douleur aux doigts avec mouvements spasmodiques de ces organes ; on lui a fait prendre à l'instant une cuillerée de la potion ; la crampe a cessé sans être suivie d'une attaque. Cela est déjà arrivé plusieurs fois le mois dernier, comme nous l'avons dit. Dans ce moment la jeune fille paraît très-bien. Continuation des poudres ; nœud coulant avec un large ruban pour exercer la compression sur le poignet à la moindre apparence de crampe.

13. — Ni crampe ni accès ; un peu de fatigue ; très-bien du reste. Prendre 6 poudres par jour.

14 au soir. — Ni crampe ni crise ; notre malade n'est point sortie ; elle n'a pas lu, mais elle a joué du piano. Elle a pris 11 poudres. Continuer à 6 poudres par jour, à prendre en quatre fois (1 1/2 par prise). Elle n'use habituellement ni de vin, ni de café ; je ne change rien à son régime ; je permets pour demain une petite promenade à pied et j'autorise la réception de quelques visites ; je les avais interdites jusque-là pour ne pas livrer au hasard le secret de cette triste maladie. Je défends toute application de tête, et en conséquence toute lecture.

16. — Très-bien ; seulement, en jouant du piano, Albertine s'aperçoit qu'elle a un peu de faiblesse dans les deux derniers doigts. Le remède n'a pas procuré de nausées. Oxyde de zinc, gram. 5,30, en 24 poudres ; 3 par jour, nonobstant les époques qui ont paru aujourd'hui ; elles durent ordinairement une semaine.

21. — Très-bien. Il reste 11 poudres, gram. 6,60 : en 24 ; 3 par jour.

27. — Il reste 17 poudres de la troisième dose. Point de nausées ; seulement un léger sentiment de langueur après chaque poudre ; mais cela ne dure que quelques instants. Id. Reprendre quelques leçons.

Février 2. — Les poudres sont achevées ; elles donnent de la répugnance, mais non pas de nausées. Oxyde de zinc, gram. 8,00 ; extrait de réglisse, quantité suffisante : pour 48 pilules; 6 par jour. Je permets de reprendre d'autres leçons et d'aller au bal.

9.—Aucun malaise. Il reste 3 pilules; une a été perdue. Continuer le même traitement.

16. — Nul ressentiment de crampes ou d'accès. Il reste 12 pilules; les continuer, et reprendre toutes les occupations ordinaires; Mademoiselle les a reprises déjà, à très-peu de chose près.

23. Point de ressentiment. Les pilules ne procurent aucune incommodité. Il en reste 14. Continuer.

Mars 1er. —Albertine est très-bien; elle a eu plusieurs invitations de bal et n'en a manqué aucune. Il reste 20 pilules. Continuer.

Mars 13, à huit heures du soir. — Le 5, notre malade a eu une séance chez le dentiste pour nettoyer une dent cariée; le 12, nouvelle séance pour mastiquer la dent; il en est résulté beaucoup d'angoisse et de douleur. Le 12, au soir, Mademoiselle a achevé sa boîte de pilules, et n'en a point pris le 13. Le même jour (13), en jouant du piano, elle s'est aperçue que les deux derniers doigts de la main gauche n'obéissaient pas à sa volonté; ils étaient comme paralysés, sans douleur ni rétraction. Elle a tiré sur-le-champ le cordon de son bracelet, mais il s'est rompu. Son frère lui a serré promptement le poignet avec la main et l'a conduite immédiatement dans son lit. A peine y était-elle étendue (le poignet toujours comprimé), qu'elle a senti ses doigts reprendre leur mobilité; elle a fait cesser la compression, s'est relevée et est revenue dans le salon. Ses parents étant rentrés, elle n'a pas voulu leur raconter le fait en présence de personnes étrangères, elle a attendu l'heure du dîner (cinq heures). Là, au moment où elle se disposait à le dire, elle a éprouvé dans les deux doigts la même sensation qu'auparavant; le lacet ayant encore rompu, tous se sont précipités pour comprimer, qui le poignet, qui l'avant-bras, qui le bras. Après deux ou trois minutes, l'état des doigts était redevenu naturel. A mon arrivée, trois heures après cette menace, la jeune fille est très-bien et n'a éprouvé aucun malaise depuis le dîner. Elle ignore complétement la nature de sa maladie : on n'a parlé que d'évanouissement; mais en même temps sa mère l'a engagée à en garder le secret. J'ai omis de dire que le ruban en nœud coulant étant incommode à porter et ne jouant pas très-bien, je l'avais fait remplacer par un bracelet de forte toile et doublé, muni de deux œillets de chaque côté, dans lesquels passait, en s'entrecroisant, un lacet dont les deux extrémités, sortant du côté radial et nouées ensemble, formaient une anse dans laquelle il suffisait de passer un ou deux doigts pour exercer rapidement une compression qui suspendait les battements de la radiale. Après plusieurs essais, ce mode de compression fut jugé préférable à tout autre; seulement on avait malheureusement substitué un cordon de coton au lacet de soie que j'avais conseillé. La boîte de pilules vient d'être réitérée; en prendre 9 par jour.

15. — Le 13 (le jour des crises), à onze heures du soir, n'étant pas encore couchée, Albertine a eu une menace semblable à celle de cinq heures, c'est-à-dire plus forte que celle de deux heures; elle a serré son bracelet; son père par précaution a serré le bras; la sensation des doigts a passé comme la précédente fois. La jeune fille, en regardant sa main au moment de la crise, a remarqué un léger frémissement des tendons sur la région dorsale. Le lendemain 14, à une heure et demie après midi, elle a eu encore un ressentiment léger dans les deux doigts en dénouant le lacet de sa bottine. Elle a serré son bracelet, son père lui a comprimé le bras; même issue qu'aux menaces de la veille. Enfin, une

heure et demie après, étant à la promenade, elle a eu encore une atteinte pendant laquelle elle a fait usage du bracelet, en même temps que son frère lui comprimait le bras; la sensation a persisté quelque temps malgré la compression, ce qui était déjà arrivé dans les autres crises du jour et de la veille. A six heures du soir, à dîner, dernière menace excessivement courte, d'une demi-minute; la constriction du bracelet l'a fait cesser immédiatement. Même traitement.

18. — Aucun ressentiment. La jeune personne est très-bien. Il reste trois pilules, réitérer et continuer à 9.

Avril 1er. — Très-bien, sauf un peu de langueur au physique et au moral. On a réitéré trois fois 48 pilules; il en reste 24. Il en a été pris, en quatorze jours, 123 au lieu de 126.

15. — Beaucoup plus d'entrain depuis huit jours. On n'a pas manqué une seule pilule. On a renouvelé trois boîtes; il reste 42 pilules de la troisième. Même traitement.

30. — Très-bien. Cependant Albertine ressent souvent de la fatigue dans le poignet gauche, et instinctivement elle soutient fréquemment cet avant-bras fléchi, appuyé contre sa ceinture. Il reste 10 pilules et 2 ont été perdues; on en a manqué 9. Même traitement.

Mai 24. — Aucun ressentiment; la fatigue du bras gauche a complétement cessé depuis deux semaines. Soixante et onze jours se sont écoulés depuis les dernières menaces. La jeune fille est dans un état de bien-être qu'elle n'avait pas connu depuis longtemps. Elle a pris, depuis ma dernière visite, quatre boîtes de 48 pilules: la cinquième est entamée, il reste 30 pilules; calcul fait, les doses ont été prises très-régulièrement. Reduire à 6 pilules par jour.

Juin 26. — Aucun malaise; bien-être parfait. Albertine a employé, outre les 32 pilules restant, quatre boîtes de 48; il reste 2 pilules. Elle en a donc pris exactement 6 par jour. Elle n'a pas quitté son bracelet. Réduire à 5 pilules, et diminuer d'une par jour chaque semaine.

Août 17. — Cinq mois, ou plus exactement 153 jours s'étaient écoulés sans aucun indice de la maladie, quand hier matin notre jeune fille, éprouvant comme une sensation de roideur dans la main, a mis par précaution son bracelet qu'elle avait quitté depuis trois semaines, et a pris deux pilules. (Les ayant discontinuées moins rapidement que je ne l'avais dit, elle en prenait encore une par jour depuis le 5.) A six heures et demie du soir, recevant une visite, elle a été prise subitement de contraction des deux derniers doigts; elle a serré son bracelet et la crampe a duré une minute. Pendant ce temps, elle était pâle, avait quelques frissons et un sentiment de froid. (Était-ce l'émotion?) A huit heures et demie et à onze heures et demie, mêmes crises; mêmes précautions, même résultat. La nuit, excellent sommeil. Elle avait pris deux nouvelles pilules à six heures du soir et deux en se couchant. Elle a eu de violents maux de dents il y a quinze jours, pendant trois jours. En recherchant si quelque cause accidentelle avait pu amener cette rechute, j'apprends en outre que, cinq semaines avant les premières atteintes de sa maladie, elle avait commencé à coucher dans une très-petite chambre qu'elle a quittée, au mois de mai, pour une plus vaste. Depuis cinq semaines, elle couche de nouveau dans un cabinet où elle a la sensation de manquer d'air. (Est-ce une coïncidence du hasard ou y a-t-il là liaison de cause à effet?) En tout cas, j'exige une autre chambre à coucher.

Albertine est revenue depuis hier au soir à 6 pilules par jour, comme nous l'avons vu; elle en a déjà pris 2 aujourd'hui. Il en reste 2 dans la boîte. Le retour des menaces a eu lieu après un traitement consciencieux de plus de six mois, temps pendant lequel elle a pris 215 grammes d'oxyde de zinc. Continuer à 6 pilules par jour.

Novembre 12. — Aucun ressentiment. Du 16 août jusqu'au milieu d'octobre, c'est-à-dire pendant deux mois, les 6 pilules ont été administrées régulièrement chaque jour; il en a été pris ensuite 5 seulement jusqu'au 1er novembre; le 2, seulement 3, pour achever la neuvième boîte de 40 pilules. On a cessé le traitement pendant six jours; puis on l'a repris le 9, à 4 par jour. Continuer en diminuant d'une pilule par jour, tous les quinze jours.

La dernière prescription a été suivie avec exactitude : 97 grammes de zinc ayant été pris depuis la dernière menace, la dose totale du remède a été de 312 grammes employés en un an.

1848 janvier. — Depuis trois ans et demi, notre intéressante malade n'a éprouvé aucun ressentiment de cette affection qui avait été pour ses parents la plus cruelle épreuve. Quelle que soit la reconnaissance qu'ils aient pu conserver de cette cure, je doute qu'elle soit aussi vive que ma propre satisfaction.

IX. Troisième fait.

Celui-là, j'en ai été le témoin, le scrupuleux observateur; je l'ai suivi jour par jour et j'en suis resté si impressionné, que je peux le raconter aujourd'hui encore en détail, quoiqu'il y ait dix-huit ans que j'ai consigné cette observation dans mon portefeuille.

Ce troisième fait prouve péremptoirement, lui aussi :

1° Que l'épilepsie sympathique n'est point une fable, une hypothèse, une théorie;

2° Que les accès épileptiques, si rapprochés qu'ils soient, peuvent céder devant un traitement rationnel;

3° Qu'il faut de la persévérance et de la ténacité pour arriver au but... même quand on se trouve dans le chemin qui y conduit.

J'étais dans le service de M. Récamier et chargé d'un certain nombre de lits dans la salle Sainte-Anne de l'Hôtel-Dieu. Le 7 décembre 1839, je trouvai couché au lit n° 3, un homme d'assez robuste apparence. Il n'avait point, lui, cette constitution herculéenne dont nous parlions dans une observation précédente; ses muscles étaient peu prononcés, recouverts d'une couche de graisse assez notable; bref, le malade avait toutes les apparences d'une bonne santé, et cet embonpoint exagéré que bien des gens prennent pour un signe de force. Du reste, il était d'assez haute taille; la charpente osseuse était solide et se trouvait convenablement développée. Je m'approchai pour lui adresser les interrogations d'usage :

— Vous êtes entré ici dans la journée, j'imagine; car je ne vous ai point vu à la visite d'hier matin?

— J'ai été admis hier soir, sur la recommandation du médecin de notre bureau de bienfaisance.

— Quel âge avez-vous?

— Trente-deux ans, monsieur.

— Quel état faites-vous?

— Je suis tailleur coupeur, employé dans un atelier de confection.

— Et de quoi vous plaignez-vous? Depuis combien de temps souffrez-vous? Pourquoi vous a-t-on fait entrer à l'hôpital?

— Monsieur, jusques il y a un mois, jour pour jour, je crois que je n'avais jamais été malade, j'étais un peu susceptible, c'est-à-dire d'une grande sensibilité; j'ai eu beaucoup d'impatience, quelques colères rouges; mais voilà tout ! Je suis garçon, je n'ai jamais fait d'excès que des excès de travail, car ma famille est bien pauvre et j'avais à la soutenir. D'ailleurs, vous savez, dans notre état, l'ouvrage ne va pas toujours, et quand il donne, par bonheur, il faut en profiter bien vite et s'y mettre de tout son cœur. Sous ce rapport-là je n'avais pas à me plaindre ; depuis plusieurs mois je gagnais de bonnes journées, j'avais même amassé un petit pécule et je me réjouissais de l'envoyer au père, là-bas, dans le Haut-Rhin. Le 8 novembre au soir, en rentrant chez moi, je trouvai à la porte un camarade qui m'attendait.

— Comment que ça va, Joseph ? qu'il me fait, car je m'appelle Joseph.

— Mais pas trop mal, que je réponds. Comment te trouves-tu si tard dans mon quartier ?

— Je voulais te voir, j'ai à te parler.

— Montons dans ma chambre.

— Montons si tu veux, reprend en soupirant le camarade.

Et jusqu'à ce que nous soyons installés chez moi, il ne me dit plus un seul mot.

— Eh bien ! qu'est-ce qu'il y a ? lui demandai-je, tout en allumant un chandelle.

— Il y a que je voulais te voir.

Je l'examinai et je lui trouvai un air bizarre.

— Je ne t'ai point vu à l'atelier ces jours passés ?

— Ma foi, non !

— Pourquoi donc ?

— Parce que... parce que, mon bon Joseph, je reviens du pays.

A ce mot de pays, je sentis un je ne sais quoi qui me serra le cœur, je regardai le camarade qui paraissait embarrassé, et c'est avec inquiétude que je demandai bien vite :

— Tu as dû voir la famille? Comment va-t-on, là-bas?

— Ah! dame!...

— Comment se portent-ils tous?

— Eh bien! Joseph, ça va... que ça ne va pas.

— Le père est malade peut-être?

— Il l'était quand je suis arrivé. Il n'a pas voulu qu'on t'en prévienne...

— Et puis?

— Et puis, ma foi... il ne souffre plus!

— Il est donc mort?

— Sois raisonnable, Joseph.

— Voyons! dis-moi la vérité!

— Tu le veux absolument. Eh bien!... ton père est enterré d'avant-hier!

Monsieur, à ces mots « enterré d'avant-hier, » il me sembla que mes jambes (et ma jambe gauche particulièrement) se cassaient; je sentis tout mon corps se disloquer, je tombai à la renverse et je perdis connaissance. On courut chercher un médecin qui me saigna, m'a-t-on raconté. Je revins à moi et j'éprouvais un tel malaise, que je me compris atteint d'une grave maladie. Mon camarade ne voulut pas me quitter; bien il fit, car dans la nuit j'eus encore deux attaques analogues à la première. »

Le cri, la chute, la perte de connaissance, me firent soupçonner chez le narrateur des accidents épileptiques. Alors je recherchai dans les antécédents du malade, je l'interrogeai sur sa famille, sur son enfance, sur ses habitudes, je n'y trouvai rien de digne d'être mentionné : point de migraines, point d'hémorragies supprimées, point de convulsions dentaires, point d'abus alcooliques.

Du 8 novembre au 8 décembre, jour de son entrée à l'hôpital, Joseph avait eu huit attaques. Les trois premières dans l'espace de vingt-quatre heures, et les cinq autres répétées à six ou sept jours d'intervalle. Comme le malade était seul et que chacun de ces accès était accompagné de perte de connaissance, il me fut impossible de savoir s'il y avait torsion des membres, strangulation, écume à la bouche.

Quand M. Récamier vint faire sa visite, je lui fis mon compte rendu. Le professeur examina, interrogea à son tour. Il palpa le ventre, regarda les yeux, tourna son attention du côté des premières voies, et, ne trouvant aucune indication bien précise, il se contenta de conseiller un bain d'un quart d'heure, à 26 degrés Réaumur. Pendant toute la durée du bain on affusa la tête et le visage à l'aide d'une casserole et avec de l'eau moins chaude que celle du bain.

Le lendemain, juste au moment de la visite, Joseph tomba dans une attaque dont je pus reconnaître le caractère! cri très-aigu d'abord qui m'appela près de son lit; roideur de tous les membres; pâleur de la face, bientôt gonflement de veines, rougeur du visage qui devint hideux. Les dents étaient tellement serrées les unes contre les autres, qu'il fut impossible de les écarter avec un mandrin de fer. Et puis se fit entendre un bruit rauque dans la poitrine et de la bouche sortit une écume qui n'était point sanguinolente. Puis, à la période de roideur succéda celle des secousses. Les bras éprouvèrent des mouvements convulsifs dans le sens de la flexion; les doigts se fermèrent lentement, il y avait perte complète de connaissance. L'attaque ne dura pas moins d'une heure, et, quand le malade revint à lui, il se plaignit d'un malaise général, d'une courbature considérable et d'un mal de tête très-prononcé.

M. Récamier, avant d'entreprendre un traitement antiépileptique, jugea à propos de commencer par un évacuant. La langue n'était pas sale, mais la bouche était amère. On partagea 5 centigrammes d'émétique en quatre portions que l'on mit dans quatre verres de tisane. On fit prendre de quart d'heure en quart d'heure, beaucoup d'eau tiède, aussitôt que les nausées commencèrent. Le malade rendit une grande quantité de matières jaunes et le 10 décembre il se disait bien soulagé.

Le 13, il accuse non-seulement de la pesanteur, mais des douleurs de tête. Le pouls est fort et plein. On pratique une saignée de près de 400 grammes. Le sang est riche et couenneux. La saignée est suivie de soulagement.

Le 15, retour de la pesanteur et du mal de tête. Le pouls est encore dur et fort. Nouvelle saignée.

Le 16, pour combattre la constipation devenue très-opiniâtre depuis la prise de l'émétique, on ordonne 60 grammes d'huile de ricin, le malade s'en trouve bien.

Dans la nuit du 19 il y eut une velléité d'attaque, et quand le malade en parla à M. Récamier, le professeur prescrivit, comme médicament abortif, la potion dont voici la formule.

Prenez :	Eau de menthe.........	125 gr.
	Sirop de pivoine........	30
	Eau de laurier-cerise....	15
	Eau de luce............	24 gouttes

F. S. A.

A prendre par cuillerées à bouche de demi-heure en demi-heure, ou même coup sur coup dans l'imminence d'une attaque.

Le 24, malgré le traitement antiphlogistique, malgré la potion abortive, Joseph fut pris d'une attaque bien caractérisée. Cette fois, M. Récamier l'interroge sur les préludes, sur les avant-coureurs qui lui font pressentir ses accès. Le malade raconte qu'outre un malaise général, il éprouve une crampe assez violente au mollet gauche

Fais, tout à coup, dans la moitié du corps, du côté gauche, s'exécute une vibration qu'il compare à une secousse électrique : sensation qu'il ressent depuis le bout du pied jusqu'au sommet de la tête. Le côté droit reste étranger à cette vibration.

— Nous avons là, très-probablement, un *aura epileptica,* nous dit le professeur, j'y réfléchirai. Pour aujourd'hui, faites continuer la potion.

Le 29, attaque nouvelle, beaucoup plus longue que celle du 24. Non-seulement elle a été précédée de la crampe au mollet et de la vibration du côté gauche, mais à la suite de l'attaque le membre inférieur gauche semble à demi paralysé jusqu'au milieu de la cuisse. Il n'y a point perte de sensibilité, Joseph peut s'appuyer sur sa jambe, mais il la traîne en marchant.

C'est alors que M. Récamier, laissant là, potion, purgatif et saignée, proclame qu'il s'agit manifestement d'une épilepsie sympathique, et déclare — je me rappelle encore ses pittoresques expressions — qu'il faut tuer l'*aura* à coups de vésicatoires.

Dès le jour même on entoure la jambe, à la hauteur du mollet, d'une bande de vésicatoire, large de deux travers de doigt, enlaçant tout le membre en guise de collier.

Le 31, nouvelle attaque; mais cette fois, la crampe initiale ne s'est point manifestée au mollet, elle s'est fait sentir à la cuisse. Vésicatoire en collier sur toute cette région.

Le 3 janvier, point d'attaque, mais engourdissement du pied gauche. Vésicatoire demi-circulaire sur le dos du pied.

Le 6 janvier, l'engourdissement du pied et les malaises du membre inférieur gauche ont complétement disparu. Le malade marche sans trop de difficulté.

Le 10 janvier, nouveau symptôme. Il n'y a plus de

crampes dans le mollet ni dans la cuisse, il n'y a plus d'engourdissement du pied, mais tout le côté gauche du tronc, depuis la hanche jusqu'au mamelon, éprouve des secousses intérieures et des fourmillements inquiétants.

M. Récamier ne se décourage point. Il fait appliquer en ceinture un long vésicatoire, qui environne toute la base de la poitrine. Disons en passant que tous ces vésicatoires étaient scrupuleusement et fortement camphrés, afin de prévenir le contre-coup des cantharides sur la vessie.

Le 18. — Surviennent quelques fourmillements au-dessus du mamelon *droit* et un peu d'engourdissement au-dessus de la cheville du pied *droit*. L'ennemi, pourchassé dans les régions qui depuis si longtemps lui servaient de repaire, essayait de changer de côté. Vésicatoire qui entoure tout le cou et vésicatoire au-dessus de la cheville du pied droit.

Le 22. — Joseph accuse des secousses partant du coude gauche et s'irradiant jusqu'à l'épaule du même côté. Vésicatoire en bracelet au-dessus du coude. On doit s'apercevoir que depuis le 31 décembre, malgré ou plutôt à cause des vésicatoires employés, il n'y a point eu d'attaques.

Le 27. — On constate que le pied gauche, qui, depuis le commencement de la maladie, éprouvait toujours un sentiment de froid, est débarrassé de cette sensation.

Le 29 janvier. — Fourmillements au milieu de la cuisse gauche. Vésicatoire en collier mis autour de la cuisse. Disparition presque instantanée de l'*aura*.

A partir de cette époque, le malade n'éprouve plus rien, et il jouit d'une santé complète. Il est sorti le 6 mars de l'hôpital, et le 10 août 1841, c'est-à-dire 17 mois après sa sortie de l'Hôtel-Dieu, Joseph est venu se présenter à M. Récamier et à moi, et nous a déclaré n'avoir jamais plus rien ressenti de la maladie que l'on avait si heureusement combattue.

X. Nous pourrions citer beaucoup d'autres exemples.

Inutile, je pense, de multiplier les observations de cette nature; elles sont en grand nombre : tous ceux qui ont écrit sur l'épilepsie en ont rapporté une certaine quantité, et je m'étonne que devant une masse de faits aussi imposante il puisse rester encore des sceptiques et des incrédules. Mais par contre, je m'étonne beaucoup moins que tant de médecins prétendent l'épilepsie incurable.

Un mot encore sur un genre d'aura tout spécial, et j'aborde bien vite l'article concernant des épilepsies sympathiques.

De même qu'un filet nerveux rampant dans les orteils, dans la jambe, ou s'étalant au bout des doigts, peut être le point de départ d'accidents épileptiques, de même et à plus forte raison, ce me semble, les filets nerveux qui se rendent dans la region dentaire peuvent être le siége d'un aura.

Je dis à plus forte raison, parce que ces filets nerveux sont beaucoup plus près que les autres de la masse cérébrale, parce que les filets qui se rendent à chacune de nos dents sont d'une sensibilité, d'une surimpressionnabilité excessive, j'en appelle au témoignage de tous ceux qui ont souffert de quelque dent cariée; parce qu'enfin, dans les diverses évolutions de croissance, de développement et de détérioration de tous ces petits os qui servent à la mastication des aliments, il survient des causes d'irritation, capables de tourmenter assez le système nerveux pour que le retentissement sur le cerveau détermine un trouble et un désordre considérables.

Oui, vraiment; et les auteurs savants qui n'ont pas jugé de leur dignité d'accepter la possibilité d'une épilepsie dentaire sont tombés dans une erreur par trop prétentieuse. Je tiens de M. Récamier, je tiens du Dr Foville lui-même, qui a fait faire un si grand pas à la science dans l'étude des maladies cérébrales, que maintes fois il a suffi de faire enlever des dents gâtées pour arrêter à tout jamais des accès épileptiques.

Ne voit-on pas un trop grand nombre d'enfants, hélas! être pris de convulsions pendant le travail critique de la première dentition?...

Une remarque à noter ici, c'est que chez un grand nombre d'individus les quatre dents qui se montrent les dernières, qui, bien souvent, n'apparaissent qu'après l'âge de la puberté, et que, pour cette raison sans doute, on a appelées des dents de sagesse, sont très-sujettes à se gâter; souvent même elles se carient avant d'être sorties de leur alvéole, et il en résulte une irritation nerveuse, des névralgies, des spasmes, et des accidents dont il est bon que tout le monde soit prévenu.

Règle générale : après avoir interrogé un épileptique, après avoir pris les renseignements nécessaires et sur la famille, et sur les maladies antécédentes, et sur les premiers symptômes de la maladie, faites ouvrir la bouche du malade, examinez ses dents, sondez avec un stylet les arcades maxillaires, et si vous trouvez des dents cariées, si vous constatez que les dents de sagesse sont avariées, envoyez, envoyez chez le dentiste, ne commencez un traitement qu'après avoir écarté de l'affection nerveuse une complication qui, souvent, peut être, à elle toute seule, la cause de la maladie, et qui, bien certainement, si on ne s'en débarrasse point, peut mettre un constant obstacle à l'efficacité d'un traitement antiépileptique.

XI. Autre genre d'épilepsie sympathique.

J'ai plus d'une fois déjà, dans les différents volumes de mon Encyclopédie, trouvé l'occasion, ou plutôt rencontré l'obligation d'expliquer que nous avions deux espèces de systèmes nerveux, l'un, situé dans l'appareil cérébro-spinal, l'autre, dans ces plexus et filaments qui rampent à l'intérieur de la cavité thoracique et abdominale, appuyés le long de cette grande charpente osseuse qu'on appelle colonne vertébrale.

Or, de même que les filets nerveux, se rendant plus ou moins directement à la masse cérébro-spinale, peuvent être le siége d'un aura qui détermine l'épilepsie, de même les filets du grand *sympathique*, et ses ganglions surtout, peuvent être le point de départ des commotions cérébrales qui se traduisent par des accès épileptiques.

Ainsi :

Certaines névralgies des intestins peuvent retentir assez violemment sur le cerveau pour déterminer des attaques. C'est ce que nous appelons l'épilepsie provenant des entrailles ou l'*épilepsie entéralgique*.

Certaines névralgies du centre digestif peuvent influencer assez fortement la masse cérébrale pour occasionner des convulsions et des spasmes; c'est l'*épilepsie gastralgique*.

De même il existe encore une épilepsie provenant du cœur, l'*épilepsie cardialgique*.

Une épilepsie provenant du poumon, l'*épilepsie thoracique*.

Enfin une épilepsie occasionnée par les organes dont nous avons parlé dans nos volumes confidentiels, et que nous demandons la permission d'appeler l'*épilepsie spéciale*.

Toutes ces divisions sont importantes a connaître, toutes ces différences sont indispensables à constater, si l'on veut opposer à la terrible maladie qui nous occupe un traitement rationnel, une médicamentation efficace.

XII. Épilepsie entéralgique.

Voulez-vous un exemple de crises épileptiques partant des entrailles? J'en trouve un bon nombre, mais je n'en choisis qu'un, qui se trouve raconté dans l'ouvrage de M. Herpin.

Julie M... est âgée de 31 ans; elle est blonde, de taille moyenne, semble bien conformée, et a le visage un peu rouge. Le 29 septembre 1841, elle consulte pour des bruits singuliers qu'elle entend dans le ventre, dans la région du cœcum, c'est-à-dire du gros intestin. C'est une sorte de borborygme local, qui a ce caractère particulier que des gaz semblent s'échapper toujours du même point, comme d'un orifice humide et produisant un bruit insupportable. Autrefois ces bruits étaient accompagnés d'un point douloureux à l'endroit même d'où s'échappaient les flatuosités.

En outre, tous les mois, au moins surtout quand Julie a mangé des fruits, même en petite quantité, elle éprouve des crises de vomissements bilieux et une diarrhée de même nature. Depuis quelque temps, les vomissements ont été remplacés par des nausées, mais les selles liquides sont aussi fréquentes et aussi abondantes. A l'époque des crises, l'appétit de la malade est variable, quelquefois ordinaire, quelquefois exagéré. La langue est légèrement blanche, les selles journalières, mais les flatuosités fréquentes. Julie ressent quelquefois, après son déjeuner, des pesanteurs d'estomac. Le jour où elle venait consulter, elle avait eu une crise quarante-huit heures auparavant, et en touchant le point où s'exécutent les borborygmes, on n'a pu rien y trouver de particulier.

M. Herpin se contente de la mettre à l'usage du bicarbonate de soude; puis il lui recommande l'abstinence du vin, des acides, du fruit, des corps gras et des légumes farineux.

Six jours après, en venant rendre compte des résultats obtenus, la malade rapporte qu'il faut ajouter aux borborygmes dont elle s'est plainte, qu'elle est sujette depuis dix ans à des vertiges qui consistent en une perte plus ou moins complète de connaissance, et dans un état de la tête et des jambes analogue à celui que produirait l'ivresse. La maîtresse de Julie, interrogée à son tour, déclare qu'outre ces vertiges simples la malade a éprouvé des attaques avec chute, et même des mouvements convulsifs.

Mais depuis le traitement prescrit, Julie n'a plus eu rien de semblable.

D'octobre à mars 1842, la malade a eu quelques absences; mais ces crises se sont bornées à une sorte d'éblouissement, sans perte complète de la vision et avec un peu d'obscurcissement de l'ouïe.

En mai et en septembre de la même année, encore quelques absences.

Depuis cette époque, raconte M. Herpin, jusqu'au 23 septembre 1846, où j'ai vu Julie pour l'avant-dernière fois, elle est venue tous les ans ou tous les deux ans réclamer de moi quelques conseils. Je l'ai toujours questionnée sur ses vertiges, et, dans le cours de quatre ans, elle n'en aurait eu qu'un seul, le matin, au lit, en juin 1846.

Quant à la maladie du cœcum : sous l'influence d'un traitement prolongé de bicarbonate de soude, les crises d'obstruction intestinale, après s'être éloignées, puis modifiées, ont fini par cesser complétement, en novembre 1842. Les bruits cœcaux étaient devenus fort rares, et elle ne les avait plus qu'au moment de ses époques. Une rechute légère ayant eu lieu, en octobre 1845, je mis la malade à l'usage du sirop de kina pendant un mois, et quand je la revis, un an après, elle n'avait eu, pendant toute cette année, aucun ressentiment de son affection, si ce n'est quelques bruits fort rares.

2 janvier 1850. — La double guérison se soutient.

Croirait-on qu'après avoir publié une pareille observation le savant médecin de Genève, qui n'a point voulu admettre les épilepsies sympathiques, ajoute : « Les vertiges de Julie avaient débuté avant l'affection intestinale, et ne peuvent, en conséquence, être réputés sympathiques de celle-ci. »

— Mais, très-illustre confrère, de simples vertiges à des attaques épileptiques, il y a une bien grande distance. A mon avis, les vertiges, les éblouissements de votre malade, annonçaient une prédisposition malheureuse à la maladie que vous avez traitée. L'aura partant des entrailles a seul déterminé les accès épileptiques, et cela est si vrai, que les attaques ont disparu avec les borborygmes, et que les borborygmes ont cédé au simple usage du bicarbonate de soude et à vos sages prescriptions hygiéniques.

XIII. Épilepsie gastralgique.

C'est une des formes les plus communes, et qu'il est donné à tout le monde de pouvoir observer. Chacun sait quelles relations intimes existent entre l'estomac et la tête; je n'ai besoin que de rappeler l'ivresse, qui fait tomber, et la migraine, qui fait vomir.

Seulement on commet souvent à ce sujet une erreur

bien commune. De ce qu'un épileptique a mal à l'estomac, éprouve des difficultés digestives, vous voyez bien des gens vous dire : tous ces désordres dépendent de l'épilepsie; le centre nerveux est malade, et réagit sur l'estomac absolument comme la migraine qui ôte si souvent toute espèce d'appétit.

Messieurs, messieurs! vous tranchez bien vite dans une question que vous n'avez peut-être pas assez étudiée; l'explication que vous donnez est admissible, mais ce que je viens de vous dire à mon tour est démontré par les faits les plus probants. En voici un, par exemple, qui semble un drame plein d'intérêt et que j'emprunte à la plume élégante du bon docteur Maisonneuve :

La corvette *la Légère* étant en croisière dans la Manche, dans les premiers mois de l'an VIII, fut attaquée par trois frégates anglaises, et coulée bas après un combat de quarante-huit heures.

Une partie des gens de l'équipage se jeta dans des canots; plusieurs furent submergés, et dix-huit, parmi lesquels se trouvaient le lieutenant, nommé Charpentier, et un matelot, dont le nom est J. M. Brunô, se sauvèrent à la nage sur un rocher situé à quelques milles de l'endroit du combat, et environ à quinze lieues de Saint-Malo.

S'ils se réjouirent, en y abordant, d'avoir échappé au danger de se noyer, la crainte de mourir de faim et de froid, s'ils n'étaient pas aperçus bientôt par quelque bâtiment, ne tarda pas à s'emparer d'eux. Le rocher avait à peine trente toises de circonférence; quelques herbes, qu'ils ne connaissaient pas, croissaient çà et là entre ses pointes et à sa surface; des crabes, des moules, quelques huîtres et un petit nombre d'autres coquillages paraissaient sur ses bords; pas une goutte d'eau douce; pas un antre dans lequel nos malheureux naufragés pussent se mettre à couvert des vagues qui les mouillaient à chaque instant.

Cependant l'aiguillon de la faim commence à se faire sentir ; déjà la soif, plus cruelle encore, les tourmente. Les crabes et autres coquillages sont dévorés ; ils trompent leur soif en mangeant les feuilles et les racines du petit nombre de végétaux qu'ils peuvent découvrir. Transis de froid, accablés de fatigue, ils n'ont d'autre moyen de se réchauffer et de se garantir des vagues d'une mer houleuse, qu'en se pressant les uns devant les autres dans une anfractuosité du rocher.

Mais ce n'était là que le prélude de ce qu'ils avaient à souffrir : le gros temps, tenant loin de ces parages nos bâtiments et ceux des ennemis, empêchait même de sortir les barques de pêcheurs, et ces malheureux passèrent sept jours sur ce rocher, exposés aux injures de l'air et des flots dans une saison rigoureuse, en proie aux tourments de la faim et de la soif et dans les angoisses d'un désespoir toujours croissant.

Suivons dans ses degrés l'horreur de leur situation.

Dès les premiers jours, ils avaient dépouillé le rocher de végétaux et étaient contraints de boire l'eau de la mer. Bientôt, ne trouvant plus assez de coquillages pour apaiser leur faim, ils s'efforcent de saisir les poissons qui passent près du rocher, et le peu qu'ils en prennent est dévoré de suite avec avidité. Cette faim, qui augmente à mesure que les moyens de l'assouvir diminuent, devient enfin leur unique sentiment; l'ami ne voit plus dans son ami qu'un aliment propre à le rassasier, et déjà le sort allait décider lequel d'entre eux servirait le lendemain de pâture aux autres, quand une barque qu'ils aperçurent dans le lointain, et que le lieutenant héla de toutes ses forces avec son cornet, se dirigea vers le rocher. Ils ne lui laissèrent pas le temps d'aborder; mais tous se précipitant vers elle à la nage, ils faillirent, en y montant, la faire chavirer.

Cette barque les transporta en trois heures à Saint-Malo, où, conduits de suite à l'hôpital, ils furent mis à la ration des malades, qu'ils mangèrent sans éprouver d'accidents.

Quatre jours après, ils furent transférés sur des voitures à l'hôpital de Brest. Aucun d'eux n'était malade, mais tous étaient maigres, hâves, avaient la conjonctive jaune, la peau terreuse.

Le lendemain de leur arrivée dans cet hôpital, on leur donna à tous l'émétique, qui leur procura des vomissements énormes, dont la matière était un mélange des herbes, des racines et des coquillages qu'ils avaient mangés sur le rocher, et qui ne paraissaient pas avoir subi le travail de la digestion.

Quelques jours après, l'un d'eux, et c'est celui dont je tiens ces détails, et dont je tracerai bientôt l'histoire, eut un accès épileptique très-fort, précédé et suivi de douleurs atroces dans la région hypocondriaque droite. Dans l'espace d'un mois, tous éprouvèrent les mêmes accidents; six d'entre eux beaucoup plus violemment que les autres.

Dans l'espace de dix mois, ces six avaient péri dans leurs accès; au bout de dix-huit mois, quatorze étaient morts de la même manière, et il n'en restait plus que quatre; deux sont venus à Paris, savoir : le lieutenant, de qui je n'ai pu découvrir la résidence, et ce matelot dont j'ai parlé, qui est actuellement à Bicêtre. Je vais tracer ici son histoire en particulier.

Cet homme, âgé de trente ans et d'une forte constitution, né à Paris, de parents sains, servait, comme je l'ai dit, sur la corvette en qualité de simple matelot; il était alors âgé de vingt-quatre ans et s'était toujours bien porté. Il avait soutenu, aussi bien que les autres, et les fatigues du combat, et la terrible abstinence sur le rocher; il ne paraît pas même d'un caractère susceptible de vives impressions morales; cependant, il eut le premier un accès épileptique, quelques jours après les vomissements copieux que l'émétique avait déterminés chez lui. Cet accès fut bientôt suivi d'autres jusqu'à quatre et même cinq par jour, précédés de douleurs violentes dans la région hypocondriaque droite, et de même pendant dix-huit mois qu'il demeura à l'hopital de Brest. Parti de là pour Paris, il fut accablé d'accès tout le long de la route et obligé de séjourner dans tous les hôpitaux; mais arrivé à Paris, soit par l'influence heureuse du pays natal. soit par l'effet des remèdes inconnus que lui administra, pendant longtemps, un chirurgien, ses accès s'éloignèrent beaucoup et ne vinrent plus que tous les mois, presque toujours la nuit; en sorte qu'il put reprendre le métier de portefaix, qu'il avait quitté pour être matelot, et en un an, il ne lui arriva qu'une seule fois de tomber de son mal sous la charge.

Entré à Bicêtre, il y a un an et demi, ses accès sont revenus plus souvent, jusqu'à deux fois par mois dans l'été de l'an X, et presque deux fois par semaine dans l'hiver de l'an XI, toujours précédés et suivis de coliques. Voici quelle est la marche de ces accès dont j'ai été témoin.

Tout à coup une douleur vive se fait sentir dans la région hypocondriaque droite, et force le malade de se coucher. Bientôt la douleur augmente au point qu'il perd connaissance; les membres inférieurs se roidissent, les supérieurs s'appliquent sur le ventre, dont les muscles se contractent et se relâchent alternativement. Le visage est rouge, les yeux sont fermés; il n'y a point d'écume à la bouche; le malade fait de continuels efforts pour vomir. Au bout d'une demi-heure de cet état, la connaissance revient un peu, mais bientôt elle se perd de nouveau, les membres se convulsent en différentes manières, la respiration se précipite, le tronc se soulève avec force, la rougeur du visage augmente, les yeux restent toujours fermés. Enfin, les muscles se relâchent, la connaissance revient par degrés, et l'accès finit après avoir duré une demi-heure; il se termine quelquefois par une hémorragie nasale: dans tous les cas, il laisse le malade très-fatigué, et se plaignant de son estomac.

Un phénomène singulier que je n'ai point vu, mais que les voisins du malade et le malade lui-même m'ont assuré avoir presque toujours lieu, c'est que dans le moment où ses coliques sont violentes et quelques instants encore après l'accès, le côté douloureux du ventre prend une teinte noire comme de l'encre.

Hors des accès, la santé du malade ne paraît pas altérée, il mange et dort bien, et commet quelquefois des excès de débauche dont l'influence sur sa maladie ne se fait pas sentir d'une manière directe. Ses accès se sont beaucoup éloignés depuis cet hiver, et en messidor dernier, il y avait deux mois qu'il n'en avait éprouvé; tout porte à croire que nous aboutirons à une complète guérison.

XIV. Abrégeons.

Nous l'avons annoncé, nous n'avons point l'intention de faire ici un traité complet de l'épilepsie, nous ne pouvons donc, à chacun des genres de notre classification, apporter des faits détaillés et aussi intéressants que les observations déjà citées. Dès que nous démontrons péremptoirement une épilepsie par aura externe, une épilepsie par aura interne, nous avons gagné la partie, et l'on s'étonnera moins encore des aura partant des poumons ou du cœur que des aura partis des jambes ou des bras.

D'autant qu'il est une maladie nerveuse bien voisine de l'épilepsie, et qui souvent se termine par des suffocations et de vraies attaques épileptiques.

Voilà un homme qui, lui aussi, semble jouir d'une excellente santé; il va, il vient, il mange, il dort, il travaille; et puis un jour, sans malaise précurseur, au milieu d'une marche, même peu rapide, il est arrêté tout à coup; il reste là comme cloué sur le sol sans pouvoir faire un pas de plus. Son cœur bat avec violence, sa poitrine siffle et semble ne pouvoir se dilater. Cela dure une ou deux minutes seulement, après quoi le désordre disparaît aussi instantanément qu'il est arrivé. On appelle cette maladie *angine de poitrine ;* elle courbature, elle inquiète ses victimes. Le malaise des poumons et du cœur envoie des irradiations douloureuses dans l'épaule, dans les bras et jusqu'au bout des doigts.

Comment voulez-vous soutenir qu'une maladie de cette nature, dont les accès se répètent souvent, qui est essentiellement névralgique, qui réagit sur le corps tout entier, ne peut pas être le point de départ d'accidents épileptiques?

Quant à ces épilepsies sympathiques que j'ai appelées épilepsies spéciales, qui partent des organes spéciaux à chaque sexe, il me faudrait, pour en parler ici, entrer dans des explications qui ne peuvent être présentées que dans un volume confidentiel; je ne les mentionne donc que pour bien assurer mes confrères de la conviction où je suis qu'un bon nombre d'épilepsies sont des épilepsies sympathiques spéciales..... Qu'on me pardonne de n'en pas dire davantage sur ce sujet.

XV. Épilepsie d'emblée.

Celle-là n'a été niée par personne, c'est le type primitif, c'est à cette seule espèce que tant de médecins ont voulu ramener toutes les variétés de la maladie.

Il y a cependant dans l'épilepsie *idiopathique* ou *d'emblée* toute une classificatton à faire encore, en d'autres termes, le centre nerveux, la masse cérébrale peut éprouver une perturbation capable de déterminer des crises épileptiques par des causes bien différentes, et qui, par conséquent, devront motiver des traitements différents.

Ainsi, nous avons *l'épilepsie héréditaire*, et celle-là, j'en fais l'aveu avec chagrin, est bien difficile à combattre.

Mais nous avons aussi des épilepsies acquises, tantôt causées par des excès, le plus souvent résultats funestes d'une frayeur.

Ce n'est pas tout: la pauvreté ou la surrichesse de notre système sanguin peuvent devenir des causes d'épilepsie, de là *l'épilepsie chlorotique* ou *l'épilepsie pléthorique.*

Enfin, il est des vices généraux, des maladies constitutionnelles qui, détonant sur le cerveau, peuvent déterminer l'épilepsie. Tel est le vice terrible que dans notre ouvrage sur les *maladies viriles*, nous avons appelé maladies spécifiques, telles sont les dartres répercutées, telle est la concentration possible de la goutte ou du rhumatisme.

De bon compte, serait-il raisonnable de traiter une épilepsie goutteuse comme l'épilepsie qui dépend d'un vice spécifique, et sous prétexte qu'il n'y a point d'aura, qu'il s'agit d'une épilepsie d'emblée, serait-il sage, quand vous trouvez des causes différentes à ces épilepsies, de les attaquer toutes par la même médicamentation ?

Hélas ! c'est malheureusement ce que l'on fait tous les jours. Non-seulement on oppose à tous les genres d'épilepsie le même traitement, mais la plupart des médecins découragés ne lui opposent qu'un seul médicament, qui, par hasard, par aventure, leur a donné quelquefois de légers bénéfices. Ils échouent, ils éprouvent les défaites les plus désastreuses, mais ils s'en regardent comme parfaitement innocents ; et ils s'en lavent doctoralement les mains, répétant à qui veut les entendre que l'épilepsie est une maladie tout à fait incurable !

On ne calcule pas le mal que peuvent occasionner d'aussi décourageantes paroles, mais cela dit une fois, cela se répète dans tout l'entourage, l'erreur envahit toutes les classes ; puis elle retombe avec une lourdeur accablante, et sur les malades, et sur les médecins.

Oui, vraiment, sur les médecins ! Car si vous aviez consciencieusement examiné, Messieurs, peut-être auriez-vous trouvé un peu de confiance à avoir dans les ressources modificatrices et médicamenteuses. Procédant avec confiance, vous auriez été plus vaillants, plus habiles, plus heureux peut-être. Recherchant les causes et les complications de la maladie, changeant de tactique au besoin, remplaçant par un autre médicament le médicament qui n'a point réussi, luttant toujours avec énergie et quand même, peut-être eussiez-vous obtenu un premier succès devant lequel serait tombée toute espèce de doute et de scepticisme.

Pour manœuvrer convenablement le grand art de guérir, croyez-moi, il faut avoir quelque confiance dans son pouvoir, et pour combattre des maladies nerveuses surtout, il faut se présenter avec ce zèle, cette espèce d'enthousiasme, qui donne confiance au malade lui-même, et qui déjà lui fait entrevoir le chemin si désiré de la guérison.

Supposez qu'un homme se noie, et que sous prétexte de le secourir, vous vous contentiez de quelques paroles d'encouragement, craignant vous-même de vous mettre à l'eau, parce que vous vous dites : on revient rarement d'un tourbillon pareil. Le malheureux à qui vous adressez la parole n'en sera englouti que plus vite ! mais qu'au contraire, dévoué et plein de courage, confiant du reste dans votre habileté de nageur, vous vous précipitiez résolûment dans le gouffre, oh ! soyez en sûr, l'homme, prêt à sombrer, reprend courage, il vous tend la main, vous parvenez à l'atteindre, et c'est avec une joie bien intime, croyez moi, que vous le ramenez au rivage et que vous vous dites intérieurement :

— Je l'ai sauvé !

SECONDE PARTIE.

TRAITEMENT DE L'ÉPILEPSIE.

I. Interrogatoire du malade.

Quand un malade se présente chez un médecin, pour lui demander le traitement qu'il doit suivre pour faire disparaître des attaques convulsives, qui ont le cachet bien tranché de l'épilepsie, il est indispensable que le praticien questionne longuement et minutieusement le patient.

Il est même souvent important que le malade soit accompagné d'une autre personne capable de compléter les renseignements nécessaires.

Vous allez le comprendre.

La plupart des épileptiques perdant connaissance au moment de leurs attaques ne peuvent en décrire les différentes périodes. Or, il existe, de par le monde, une telle frayeur de l'affection épileptique, que non-seulement on cache au malade le nom de sa maladie, mais qu'on a bien soin de lui taire, de nier même les symptômes qui seraient capables de lui faire soupçonner son véritable mal.

Et puis, nous l'avons dit en commençant, l'épilepsie frappant sur le cerveau affaiblit toujours un peu l'intelligence. La mémoire devient lourde, la parole n'est plus aussi claire, la raison est dans les nuages. C'est pourquoi les renseignements donnés par le malade lui-même sont loin d'être lucides et complets.

II. Nécessité d'écrire les renseignements donnés.

Il ne suffit pas, dans une aussi grave circonstance, de formuler quelques questions et de chercher tout simplement à caser dans sa mémoire les réponses qui y sont faites.

Les questions sont en assez grand nombre d'une part, et de l'autre, les réponses ont une telle importance, qu'il n'en faut oublier aucune.

Ainsi, l'épilepsie étant héréditaire, il ne suffit pas de demander au malade : Quel âge avez-vous? que faites-vous? depuis quand souffrez-vous?

La maladie pouvant avoir sa racine, son point de départ en dehors du cerveau, il est nécessaire de rechercher si, dans la première enfance, dans la jeunesse ou quelque autre phase de la vie, il n'y a pas eu quelques malaises précurseurs, quelque aura inconnu, quelque prélude ignoré de tous.

Enfin, comme la maladie peut être compliquée et souvent produite par un vice constitutionnel, il est indispensable de rechercher s'il n'y a rien d'analogue dans les antécédents.

Pour ne point oublier, afin de pouvoir caser, classer, juger et peser tous les renseignements obtenus, on ne doit interroger le malade et les personnes qui l'accompagnent, qu'en tenant une plume à la main et en enregistrant chaque réponse au fur et à mesure qu'on l'obtient.

C'est de M. Récamier que je tiens cette excellente manière de procéder et de faire. Il n'en agissait jamais autrement, et je crois bon de donner ici un spécimen de ses consultations.

D'ailleurs, tous ces exemples nous mèneront à des conclusions pratiques. Déjà nous en avons donné quatre ou cinq, je veux vous en donner encore au moins autant; non pas pour la simple satisfaction de citer, quoique, je l'avoue bien naïvement, je me délecte en parcourant ces consultations magistrales, ces travaux consciencieux, devenus si rares aujourd'hui; mais, des quelques faits que j'ai voulu citer, j'ai l'intention de tirer des conclusions utiles. Vous en jugerez.

III. Une consultation de M. Récamier.

Le 19 décembre 1818, un étranger se présente dans le cabinet de M. Récamier, tenant déjà deux consultations à la main.

Je demande la permission de les mettre sous les yeux de mes lecteurs; ils jugeront de la différence qui existait entre les consultations données par M. Récamier et celles données alors par les notabilités médicales de l'Angleterre.

Voici d'abord le compte rendu du médecin ordinaire:

« M. D. fut saisi, le 11 novembre 1811, à cinq heures « du matin, d'un accès que je crus être du genre épileptique. Cette attaque était la première. Je le vis environ « une demi-heure après, et il était alors presque rétabli. « Je lui donnai immédiatement une médecine purgative. « Environ deux heures après il eut une seconde attaque; « je le trouvai sans aucune connaissance. Le sang lui « avait monté à la tête; les veines du cou et de la tête « étaient tendues; le pouls fort et dur; la médecine n'avait point opéré; je tirai immédiatement 30 onces de « sang du bras gauche qui le soulagèrent.

« Les médecines furent répétées ainsi que des lave-

« ments, et M. D. fut en quelques jours parfaitement ré-
« tabli.

« Le 15 janvier et le 6 mai 1812, il eut encore des « attaques de sa maladie, mais les accès furent beaucoup « moins violents. Les médecines laxatives le rétablirent « sans qu'il fût nécessaire de le saigner ; depuis il a pris « quelques médecines dans la supposition que la cause « procédait des canaux alimentaires. »

Et voilà tout !

Les avis donnés par le médecin consultant sont encore plus laconiques.

« Le docteur S. (un médecin de Londres) a beaucoup « de plaisir en approuvant les directions données à M. de « V. par le docteur P.; non-seulement par rapport au « régime, mais aussi sur la manière dont il fut traité.

« Il propose la prescription suivante (une potion amère « et laxative) pour être suivie de temps en temps, au « moins deux fois la semaine, pendant deux mois. Le « régime alimentaire doit être cependant un peu moins « rigide qu'il ne l'a été jusqu'ici. »

Londres, 15 août 1812.

Maintenant voici, en pendant, les notes, le résumé et les conseils donnés par l'illustre professeur de Paris :

19 octobre 1818.

M. D... est âgé de cinquante et un ans.

Il est le fils d'un père octogénaire ayant été goutteux, et ayant souffert de la vessie.

Sa mère est morte sexagénaire, ayant eu aussi des attaques de goutte. Avant ces attaques elle avait souffert d'une douleur violente dans l'hypocondre gauche qui cessa vers l'âge de trente ans après l'apparition franche de la goutte.

Le grand-père maternel a eu une maladie d'aliénation causée par des excès alcooliques.

Les oncles paternels et maternels sont goutteux.

Quant à Monsieur :

— Vers l'âge de quatre à cinq ans, quelques attaques nerveuses fugaces.

— Rien dans l'enfance de particulier, si ce n'est des engelures suppurantes aux pieds. Engelures qui ont duré jusqu'à l'âge de vingt ans, puis se sont suspendues pour reparaître vers quarante-quatre ans et qui durent encore.

— Le mariage a eu lieu à vingt-neuf ans.

— C'est vers quarante et un ans, à la suite d'une soirée que l'on avait passée tout entière vis-à-vis du feu, que survint un étourdissement vif et rapide qui se répéta plusieurs fois jusqu'au moment du coucher.

— Vers quarante-quatre ans, reviennent non-seulement des étourdissements, mais, tout à coup, ils sont accompagnés d'une perte de connaissance. — Lavements laxatifs. — Retour des facultés. — Dans la même journée, reprise des accidents. — Saignée abondante du bras. — retour des facultés. — On établit un cautère au bras gauche.

— Vers quarante-cinq ans, M... commence à souffrir d'une douleur dans le flanc droit, au-dessous des fausses côtes, dans la région du rein, et cette douleur continue encore aujourd'hui.

— Pendant les premières années qui suivirent les deux grandes crises relatées plus haut, les attaques reparurent moins terribles, mais reparurent à peu près tous les quinze jours. Actuellement les crises ne reviennent guère que de cinq en cinq semaines environ, et reviennent surtout pendant la nuit. Elles sont marquées par une perte subite de sentiment, des bruits à la gorge et des mouvements spasmodiques. Le lendemain la tête est appesantie, il y a propension au sommeil, les facultés morales souffrent et sont même plusieurs jours à se remettre, surtout lorsqu'il y a eu deux attaques rapprochées. (Il est assez ordinaire qu'il y ait attaque deux nuits de suite.)

— Le ventre est libre. On a diminué l'usage du vin, du café, des liqueurs et des substances alimentaires trop animalisées.

— Les attaques ont été plus fréquentes vers les équinoxes, surtout en automne.

— Il n'y a eu que de très-légères attaques goutteuses. On a inutilement employé les pédiluves sinapisés.

— La douleur du côté droit est, je l'ai dit, au-dessous des fausses côtes. On ne distingue aucune tumeur de ce côté, aucun volume dans le foie.

Résumé.

— En résumé : 1° Les accidents qu'éprouve M. D... sont épileptiques;

— 2° Il existe chez le malade un vice arthritique héréditaire;

— 3° Les accidents épileptiques pourraient très-bien dépendre du principe arthritique.

En conséquence, je conseille le plan de conduite suivant :

Conseils.

— 1° Aux équinoxes et aux solstices, on appliquera six sangsues sur la douleur latérale, et aussitôt qu'elles seront tombées, dix sangsues au fondement;

— 2° Pendant les six semaines qui suivront la chute des sangsues, on prendra d'abord deux fois par jour, puis une seule fois par jour, deux, trois et jusqu'à quatre des pilules suivantes, contenant chacune

Extrait de quinquina...........	10 centigr.
Extrait de valériane............	10 centigr.

F. S. A.

Par-dessus chaque dose de pilules, on boira une infusion de fleurs de houblon.

— 3° Chaque matin, pendant huit jours de suite, on prendra des pédiluves aiguisés avec un peu d'acide hydrochlorique. Ou bien on enveloppera les deux pieds de sinapismes que l'on laissera enveloppés pendant quinze à vingt minutes ;

— 4° Le régime alimentaire sera doux, simple et sain. Il faut qu'il soit composé d'un sage mélange de viande bouillie ou rôtie, de légumes et de fruits doux. On en écartera les aliments liquides chauds. Pain rassis, eau pure, ou bien macération de feuilles d'oranger ;

— 5° On devra habiter un appartement bien sec, situé au midi autant que possible, et l'on couchera dans une chambre qui n'aura pas besoin d'être chauffée ;

— 6° On évitera le vis-à-vis du feu et les pièces à poêles ;

— 7° L'exercice au grand air est nécessaire, mais on prendra les précautions nécessaires pour que le soleil ne frappe jamais trop fort sur la tête ;

— 8° On couchera sur le crin, tête et corps ;

— 9° On évitera le travail de cabinet immédiatement après le repas, et surtout dans l'intervalle qui sépare le dernier repas de l'heure du coucher ;

— 10° Neuf ou dix jours avant l'époque habituelle des attaques, on prendra, avant le repas du soir, de préférence, des ablutions générales de quatre à cinq minutes seulement. On fait remplir un grand baquet d'eau à 20 ou 19 degrés Réaumur; on se place dans une baignoire vide, on s'y asseoit sur une chaise qui s'y trouve préparée, et alors une personne intelligente, armée d'une casserole de notable capacité, verse l'eau sur la tête, résolûment, coup sur coup, de façon à produire une commotion générale;

— 11° Bains de mer l'été prochain;

— 12° Bains sulfureux, si les bains de mer ne suffisent point;

— 13° On doit se préoccuper de deux choses : et de la douleur du côté, et de l'espérance de voir survenir la goutte aux extrémités inférieures. C'est pourquoi si la douleur persiste au côté droit, on fera bien de la combattre par l'application d'un ou plusieurs moxas. Si les moxas sont mal supportés, on attaquera le mal à coups de vésicatoires volants;

— 14° Si les bains de pieds nitro-muriatiques; si les sinapismes ne parviennent point à attendrir les extrémités inférieures, on fera bien d'essayer des bains de vapeur de pieds;

— 15° Enfin, peut-être les voyages et un changement de climat ne seraient-ils point inutiles : les attaques de M. D... semblent déjà moindres depuis son séjour à Paris.

RÉCAMIER.

18 novembre 1818.

Qu'on me trouve, dans notre illustre Académie de médecine, beaucoup de praticiens capables d'établir et de rédiger une pareille consultation. Alors, non-seulement je m'inclinerai profondément, mais je suis prêt à applaudir de tout mon cœur.

A ce travail, qui découvre si ingénieusement une épilepsie goutteuse, je pourrais joindre des consultations démontrant péremptoirement que l'épilepsie est dartreuse, que l'épilepsie est spécifique, que l'épilepsie est pléthorique, que l'épilepsie est anémique, que l'épilepsie est tout simplement névrosique, que l'épilepsie tient à une lésion du cerveau; mais je ne veux point multiplier les citations dans un ouvrage de cette nature, d'autant que je n'en ai point fini. J'ai promis des exemples de guérison, et puisque nous en sommes au chapitre des observations, poursuivons-les.

Je le répète, une fois les faits minutieusement racontés, nous ne tirerons des remarques, des réflexions, des conclusions pratiques, et nous indiquerons ainsi, pour toute espèce d'épilepsie, les bases d'un traitement rationnel et souvent efficace.

IV. Autre fait tiré de la pratique de Récamier.

Le 23 août 1828, l'illustre professeur recevait dans son cabinet une famille tout entière, c'est-à-dire un père, une mère accompagnant un fils unique, et lui présentant la lettre suivante :

« Monsieur et très-honoré confrère,

« Un père et une mère désolés vont, d'après mon invitation, vous consulter sur l'état de leur fils unique.

« Cet enfant, dès l'âge de sept ans, a éprouvé un accès convulsif (éclampsie, je crois) qu'on a attribué à la dentition. Sept ans après, un nouvel accès est venu le surprendre au milieu d'une récréation, pendant qu'il jouait bien tranquillement. Ceci se passait il y a six mois. Or, il y a quinze jours, une autre attaque est survenue avec perte de connaissance.

« Le malade étant d'une forte constitution, présentant toutes les apparences d'un tempérament sanguin, on a cru devoir attaquer sa maladie par les saignées générales et locales.

« Notons qu'il reste encore quatre dents de sagesse à pousser.

« Soupçonnant la présence des vers dans le canal intestinal, nous avions l'intention de les combattre par les vermifuges usités, et dans le cas d'insuccès, je pensais prudent d'attendre la sortie des dents de sagesse, et de rejeter à la date de six mois au moins toute tentative de traitement.

« Peut-être alors sera-t-il nécessaire de mettre en usage la valériane, l'assa-fétida, etc., etc.

« L'enfant, allant à Paris, vous sera présenté pour l'examiner et lui donner le traitement à suivre. Je vous le recommande, monsieur et très-honoré confrère, d'une manière toute particulière; il appartient à des parents que j'aime et que j'estime d'autant plus que la position de leur enfant leur fait éprouver beaucoup de chagrin. Soignez-le bien, ils vous en auront une reconnaissance éternelle.

« Le mal de tête presque continuel, la couleur rouge de la face, indiquent, je crois, la nécessité des évacuations sanguines répétées à des temps plus ou moins éloignés. Vous en jugerez.

« *Nota.* Le jeune homme est très-studieux; la passion du travail est portée chez lui à un puissant degré. Il obtient beaucoup de succès au collége... Cette observation, je pense, ne sera point sans importance.

« Recevez, etc.

« G***, Dr. M. P. »

En réponse à cette lettre, après avoir examiné le malade, après l'avoir interrogé et interrogé ses parents, M. Récamier traça le premier plan de conduite que voici :

La santé du jeune X... présente à considérer, à l'âge de 13 ans :

— La bonne santé de son père et de sa mère.

— Une enfance exempte de maladies notables. Pas la moindre convulsion.

— Toutes les apparences d'un tempérament pléthorique.

—Les fatigues d'un travail intellectuel trop suivi, qui retentissent alors vers la tête où existe une douleur habituelle dans la région du front.

— Vers l'âge de sept ans, l'apparition subite d'étourdissements inattendus, avec perte de connaissance. Ces accès se sont renouvelés il y a six ou sept mois.

— L'influence physiologique du travail mystérieux qui s'établit à l'époque de la puberté.

— Enfin, les bons effets de quelques bains de pieds chauds.

En conséquence je conseille :

1° De faire appliquer 10 à 12 sangsues au siége, au moins deux fois par an, à l'époque des équinoxes.

2° De combattre les fatigues de tête par l'usage des affusions tempérées. On fera asseoir le malade sur un tabouret placé dans une baignoire vide, et pendant quatre à cinq minutes on lui versera sur la tête et sur les épaules, à l'aide d'une casserole d'une certaine capacité, de l'eau à 20, 19 et même 18 degrés Réaumur.

3° Le régime sera substantiel, à base de viandes toniques, saignantes, succulentes. — Pain rassis; eau pure. — Tous les aliments liquides seront pris froids, même et surtout le bouillon.

4° Deux fois par jour, le matin au réveil et une heure avant le dernier repas, on prendra 2, 4 et jusqu'à 5 pilules d'assa-fétida de 15 centig. chaque.

5° Modération dans le travail intellectuel.

6° Coucher dans une chambre sans feu, éviter le voisinage des poêles et la station au grand soleil.

7° Tenir le ventre libre, et combattre la constipation, si elle menace, par des lavements préparés avec la décoction de racine de valériane.

Août 1828.

RÉCAMIER.

Sept mois après, le jeune malade était représenté à M. Récamier. C'était le 13 mars 1829.

Dans la nuit du 18 novembre 1828, trois crises nouvelles étaient survenues.

Nouveau plan de conduite.

1° Quatre fois par an, en mars, juin, septembre et décembre, on prendra, pendant sept jours au moins, d'abord une, puis deux et jusqu'à trois des pilules suivantes :

Extrait de noix vomique. . . .	1 quart de centig.
Extrait de jusquiame.	3 centigr.
Acétate de saturne.	1 —

Faites une pilule.

2° Après avoir fait usage pendant sept jours de ce médicament, un matin à jeun, on prendra un vomitif, c'est-à-dire quatre paquets de poudre d'ipécacuana de 30 centigrammes chaque.

On pourra envelopper la poudre dans du pain enchanté.

Prendre un paquet de quart d'heure en quart d'heure.

Beaucoup d'eau tiède quand les vomissements commenceront.

3° Application d'un cautère à la nuque.

4° Exercice au grand air.

5° Éviter le vin, le thé, le café, les liqueurs.

6° Mêmes précautions hygiéniques que précédemment.

Mars 1829.

RÉCAMIER.

Il n'y eut qu'un seul paroxysme en mai 1829, et quand le malade se représenta, le 23 août 1830, M. Récamier lui donna une consultation à peu près semblable à la première. Seulement il changea la composition des pilules, tout en recommandant de nouveau son vomitif perturbateur. Au reste, laissons-le parler.

1° De trois en trois mois, pendant huit jours, on prendra une, deux, trois et jusqu'à quatre des pilules suivantes :

Extrait de stramonium . .	1 quart de centig.	
Extrait de jusquiame. . . .	2 centig. et demi.	
Acétate de Saturne.	1 —	et un quart.

Faites une pilule.

Après avoir fait usage pendant huit jours des pilules ci-dessus formulées, on prendra un matin les poudres vomitives d'ipécacuana à la dose et de la manière qu'il a déjà été indiqué, et pendant les huit jours qui suivront la perturbation produite par le vomitif, on continuera l'usage des pilules ci-dessus indiquées.

On continuera pendant quatre ans de la sorte. Après quatre ans, on ne reviendra plus que tous les six mois aux pilules et au vomitif, et cela pendant trois années au moins.

Enfin, pendant les sept années qui suivront, on reprendra le traitement au moins une fois dans l'année, pendant la saison printanière.

2° Même régime que par le passé.

3° Bains courts et tempérés.

4° Promenades au grand air, promenades à pied, *en mesure*, c'est-à-dire faites à pas rhythmés comme le pas militaire.

Août 1830.

RÉCAMIER.

Le 15 mars 1831, deux ans après l'usage, adopté, des pilules saturnines, M. Récamier écrivait sur le dossier du malade : « guérison complète. Depuis le 18 novembre 1829 aucune attaque n'est revenue. »

V. Autre fait analogue.

19 novembre 1828.

M. C..., âgé de 16 ans.

Grand, svelte, impressionnable.

Aucun antécédent, dans la famille, de maladies convulsives.

A 14 ans, le jeune C..., qui se trouvait alors au collége, se rendit coupable d'une faute sans bien grande gravité, et fut cependant puni par un emprisonnement. La honte, la colère, la peur peut-être secouèrent tellement le pauvre enfant, qu'il en éprouva une attaque de convulsions, ayant tous les caractères de l'épilepsie : cri, chute, torsion des bras, écume à la bouche, perte de connaissance.

Depuis cette époque, c'est-à-dire depuis deux ans (M. C... a maintenant 16 ans passés), les attaques épileptiques se sont reproduites, caractérisées; elles se rapprochent et tendent à se multiplier.

Conseils :

1° Deux fois par jour, le matin au réveil, et le soir avant le coucher, on prendra une et même deux des pilules suivantes :

Extrait alcoolique de strichnine.	1 quart de centig.
Extrait de jusquiame noire. . .	1 centig.
Acétate de Saturne.	2 centig. et demi.

F. S. A.

Par-dessus chaque dose de pilules, on boira une tasse de lait tiède.

2° Après huit jours d'usage des susdites pilules, on prendra la poudre d'ipécacuana à dose vomitive; trois ou quatre paquets de 30 centigrammes chaque, pris le matin, à jeun, à la distance d'un quart d'heure. Beaucoup d'eau tiède, pour faciliter les vomissements.

Nota. On reprendra l'usage des pilules au moins huit jours après la perturbation produite par le vomitif.

3° On appliquera un cautère à la nuque, vers la protubérance occipitale.

4° On promènera des ventouses sèches entre le dos et les deux épaules.

5° Le régime alimentaire sera substantiel, mais très-simple. On fera, par jour, trois repas modérés. Tous les aliments seront pris froids. Pour boisson, on prendra de l'eau de rivière non filtrée.

RÉCAMIER.

23 août 1833. — Depuis trois ans, dit une note du maître, belle santé, point d'attaques; le cautère est supprimé, car il devient inutile. Je conseille de revenir, au moins une fois par an, pendant quinze à seize jours, à l'époque du printemps, aux pilules saturnines et à l'ipécacuana.

17 mai 1846. — Guérison confirmée.

VI. Autre exemple encore

Mademoiselle D... a 14 ans

Elle est forte, replète, *grande fille* depuis l'âge de 13 ans, et offre toutes les apparences d'une constitution sanguine.

Rien de particulier dans sa famille.

Pas la moindre convulsion dans la première enfance.

A 6 ans, sans cause appréciable, au milieu même de ses jeux, mademoiselle D... est prise d'une première attaque convulsive, qui porte tous les caractères de l'épilepsie : cri, chute, perte de connaissance, torsion des membres; point de salive à la bouche, cette fois. On crut à une convulsion simple, déterminée par le travail difficile des dernières dents d'enfance.

Mais à 8 ans survient une seconde attaque. Bientôt les attaques reviennent tous les ans, se caractérisant de plus en plus. La malade se mord la langue, et, pendant ses accès, rejette de la bouche une écume tantôt blanche, tantôt sanguinolente.

On temporise; on ne prescrit que quelques palliatifs; on espère qu'une fois la jeune fille bien formée, toutes ces perturbations nerveuses disparaîtront.

Illusion! Le 27 février 1828, jour où la malade m'est présentée, ces attaques, au lieu de diminuer, reviennent environ trois fois par an. L'avant-dernière a eu lieu à la fin de septembre passé, la dernière est arrivée le 24 courant.

Depuis cette époque, c'est-à-dire depuis trois jours mademoiselle D... éprouve un malaise étrange, une fatigue considérable; il lui semble qu'à chaque instant elle va être reprise de ses attaques.

Impossible de découvrir les traces d'un aura. et rien

ne peut mettre sur la voie d'un vice constitutionnel. En conséquence, je conseille :

1° L'usage des pilules suivantes :

Extrait de stramonium. . .	1 centig.
Extrait de jusquiame. . . .	1 centig.
Extrait de valériane.	15 centig.
Acétate de Saturne.	2 centig. et demi

F. S. A.

On prendra une, deux, trois, et jusqu'à quatre de ce pilules, le matin, à jeun, et autant le soir, en se couchants

On boira par-dessus une tasse d'infusion de fleur d'oranger, qu'on sucrera à volonté.

On continuera pendant au moins trois semaines.

2° Si l'usage des pilules, ci-dessus conseillées, amène des coliques ou des malaises d'estomac, on suspendra vingt-quatre heures, et pendant ce répit on prendra 60 grammes d'huile de ricin dans une tasse de bouillon chaud.

3° Règle générale : tous les aliments liquides devront être pris froids.

4° On écartera du régime alimentaire tous les excitants, tous les aliments de difficile digestion. Ainsi, point de salaisons, point d'épices, point de fritures, point de ragoûts, aucune boisson fermentée, ni thé, ni café, ni liqueurs.

5° On recommencera l'usage des pilules saturnines, avec les précautions que j'ai dites, d'abord tous les trois mois, puis tous les six mois, puis tous les ans.

6° On rendra compte des résultats obtenus.

RÉCAMIER.

25 septembre 1828. — Mademoiselle D... se représente.

Depuis la dernière consultation, c'est-à-dire depuis six

mois, elle n'a point eu d'attaques réelles, bien qu'il y en ait eu quelques menaces.

Elle a fait usage exactement des pilules conseillées. Aujourd'hui apparaît l'épisode prévu d'un embarras intestinal.

Il y a perte d'appétit depuis cinq à six jours.

La langue est sale, les yeux sont jaunes. En conséquence, je conseille :

1° De prendre demain matin, à jeun, quatre paquets de poudre d'ipécacuana, de 30 centigrammes chaque. On prendra, comme toujours, de quart d'heure en quart d'heure, et en ayant soin de faciliter avec beaucoup d'eau tiède les explosions vomitives.

2° Pendant les trois ou quatre jours qui suivront, on prendra le matin, à jeun, une ou deux tasses d'une décoction faite avec des feuilles de chicorée sauvage et des feuilles d'oseille, partie égale.

3° Si la langue reste sale, si l'appétit ne revient pas, on reviendra à la purgation par l'huile de ricin.

4° Une fois le calme rétabli, on devra reprendre les pilules saturnines, dans lesquelles on remplacera le centigramme d'extrait de stramonium par un quart de centigramme d'extrait de noix vomique.

5° On couchera sur le crin, tête et corps. Toutefois, on arrangera le lit et le matelas, ou sommier, de façon que le bassin repose sur la plume.

6° Deux fois par semaine, au moins, on prendra des bains d'un quart d'heure, à 26° Réaumur, et pendant toute la durée du bain on arrosera la tête et le visage, de haut en bas, avec de l'eau moins chaude que celle du bain.

7° L'exercice physique est indispensable.

RÉCAMIER.

Nota. En 1840, c'est-à-dire douze ans après, j'ai revu mademoiselle D.... Sa guérison avait été complète; aucun accident n'avait reparu. Parfaitement portante, la jeune personne s'était mariée, et elle était mère de trois superbes enfants.

Encore une fois, je pourrais multiplier tous ces exemples; mais, pour le traitement dont je veux parler, je crois que ces diverses observations suffiront.

Voici maintenant deux faits de guérison parfaitement et minutieusement racontés par le médecin de Genève, M. Herpin, dont j'ai déjà consigné dans cet ouvrage une très-importante observation, observation constatant, elle aussi, que l'épilepsie n'est point toujours incurable. Je crois nécessaire, cependant, de la corroborer par deux citations nouvelles; les conclusions qu'on en pourra tirer feront apprécier à mes lecteurs les motifs qui m'ont déterminé à reproduire ici quelques échantillons de ce remarquable travail.

VII. Observation du docteur Herpin.

Dans les premiers jours d'octobre 1845, je reçus la visite d'un père de famille de ma clientèle, dont le fils était domicilié à Berne. Il venait de recevoir de la personne chez qui demeurait ce jeune homme une lettre où on lui racontait, en détail, deux indispositions subites éprouvées par son fils. M. X... s'adressait à moi pour connaître mon opinion sur la nature de la maladie d'après la lettre dont il me donna lecture. Je n'hésitai pas, après avoir préparé le père à cette fâcheuse nouvelle, à lui déclarer que les crises, quoique décrites par un homme qui n'était point médecin, me paraissaient avoir tous les caractères d'accès incomplets d'épilepsie. La lettre annonçait en même temps que, outre le médecin ordinaire de la maison, on avait fait demander en consultation l'un des professeurs les plus distingués de l'université de Berne. J'engageai le père à avoir complète confiance dans les praticiens qui dirigeaient le traitement, et lui offris une lettre pour l'un d'eux, que j'avais l'honneur de connaître. M. X..., après quelque hésitation, se décida à rappeler son fils auprès de lui.

Le jeune homme se présente, en effet, à ma consultation le 20 octobre. Il s'est reposé pendant quelques jours chez lui avant de venir me voir. Il est porteur d'une lettre de M. le professeur Fueter, en date du 10 octobre, dont j'extrais les passages suivants :

« M. X... a été pris, il y a à peu près quinze jours, d'une « syncope survenue très-subitement; il n'avait ressenti « aucun malaise préalable; il fut jeté assez rudement à « la renverse sur le plancher. Il doit avoir été très-pâle et « n'avoir montré aucune contraction spasmodique. Après « quelques minutes, tout avait cessé, et le lendemain il « n'y avait plus de trace de santé dérangée. Ma première « idée fut qu'une indigestion, qu'un gonflement par des « fruits crus mangés à dîner, avaient occasionné l'acci- « dent en question. Cependant, cinq à six jours après, il « survint un vertige; du moins, au second accès, M. X, « ne perdit pas connaissance, ni même l'usage de ses « membres, il devint très-pâle tout en sentant des palpita- « tions dans les oreilles, fut pris de vertige et d'une cer- « taine anxiété qui le poussèrent à se sauver dans sa « chambre et à se mettre au lit. En un moment, tout fut « passé. Il était assez clair que j'avais affaire à quelque « chose de plus qu'à un accident purement symptomati- « que, et plusieurs circonstances, que j'appris par un « examen un peu plus détaillé de ce cas, paraissent venir « à l'appui de cette idée.

« Je crus, avant tout, devoir obvier à une cause ou « complication gastrique. Après l'avoir purgé légère- « ment avec la rhubarbe et la crème de tartre, je lui « prescrivis : poudre et extrait de valériane, *aa* gramme « 0,10 pour une pilule; six pilules par jour. En même « temps je lui avais ordonné des promenades réguliè- « res, etc., etc. »

Cette lettre est, quant aux détails des accès, moins explicite que la lettre du correspondant de M. X... Si M. le professeur Fueter ne s'explique pas plus clairement (il ne faut pas oublier que le jeune homme était porteur de la lettre), il en dit assez pour qu'on devine quel est le jugement qu'il porte sur le cas. Malheureusement, ne croyant pas, lors de la visite du père, que je serais appelé à soigner le jeune homme, je ne pris pas de notes sur la lettre du correspondant. Cette lettre, que je redemandai ensuite, n'avait point été conservée, et je ne pourrais pas aujourd'hui donner de mémoire les détails additionnels qu'elle contenait. Ce dont je suis certain, c'est que sa lecture, comme je l'ai déjà dit, ne me laissa aucun doute sur la nature épileptique des accès.

Le malade lui-même me raconte que, le jour où il a eu son premier malaise, il était occupé à pointer des livres au comptoir. Il fut pris subitement d'un sentiment de nausées et de légères coliques; il se leva pour aller aux lieux d'aisances; mais, pendant qu'il faisait quelques pas dans le bureau même, il s'aperçut bientôt que, quoiqu'il eût les yeux ouverts, il ne voyait pas; il percevait dans les oreilles un bruit comme celui d'un bouillonnement de sang dans la tête; il s'appuya sur un meuble, et, ayant voulu faire un pas, il perdit complétement connaissance. Il la retrouva incomplétement dans l'escalier, pendant qu'on le transportait à un étage supérieur. On le fit entrer, en passant, au cabinet d'aisances, et de là il fut conduit dans son lit. Ses vêtements étaient souillés; il croit qu'il s'était sali sur le siége du cabinet. Il put se mettre au lit lui-même, et très-vite il s'y endormit jusqu'au lendemain matin. Dans le second accès, il eut un vertige analogue, sans cause appréciable, mais qui ne fut point précédé de nausées ni de coliques; il put gagner son lit au milieu du vertige. C'était dans la soirée; il s'endormit encore jusqu'au lendemain.

Le jeune homme, depuis le 11 qu'il a quitté Berne, n'a point eu d'accès pareils aux précédents; seulement il a éprouvé une sensation légère de *faiblesse* dans la tête, deux fois en descendant de voiture et une fois sur le bateau à vapeur.

Notre malade est âgé de 19 ans, de petite taille, mais bien conformé, brun, et d'un embonpoint médiocre. Son intelligence est ordinaire et son caractère doux; il est très-sensible et ordinairement un peu triste. Il est sujet à la céphalalgie et a eu, comme ses frères, quelques légères affections de nature strumeuse.

L'aïeul paternel a été enlevé par une pneumonie; l'aïeule de la même branche est morte septuagénaire, avec tous les signes d'une affection organique du cerveau (probablement un ramollissement cérébral); un grand-oncle paternel a été aliéné; une cousine germaine, du côté paternel, a succombé à une méningite tuberculeuse; le père est sujet à une affection dartreuse; l'aïeule maternelle est morte d'un cancer du sein; la mère a beaucoup souffert de migraines et a été atteinte d'hypocondrie.

A Berne, le jeune homme était constamment occupé à un travail de cabinet; il prenait fort peu d'exercice. Ses mœurs étaient parfaitement régulières.

Depuis le début du traitement, il n'a guère pris que 4 pilules par jour; en prendre 6.

21. — Aucun ressentiment. Idem.

27. — Il a été parfaitement bien jusqu'au 25. Ce jour-là, il a eu un peu de céphalalgie le matin; puis, à onze heures et demie, après être resté assez longtemps penché pour vendanger, il a éprouvé, pendant moins d'une demi-minute un léger vertige. Hier au soir et ce matin, il avait un peu de somnolence. 9 pilules par jour au lieu de 6. Il en a pris très-régulièrement 6 par jour, en trois fois.

3 novembre. — Point de vertiges. Il a eu encore, il y a cinq ou six jours, et pendant quelques jours, un peu d'appesantissement des paupières; mais cela a cessé complétement. Il a pris très-régulièrement ses 9 pilules. En prendre 12 par jour.

10. — Aucun malaise. Idem.

24. — Très-bien; aucun malaise. Les pilules sont prises très-régulièrement.

22 décembre. — Point de vertiges. Très-bien, sauf un peu de céphalalgie le 19 et le 20, mais fort légère. Depuis son séjour ici, ce malaise est fort rare; il en souffrait, auparavant, presque toutes les semaines. Il prend ses pilules très-régulièrement; les continuer.

Après le jour de l'an, notre jeune homme repartit pour Berne, et dès lors il n'a jamais eu de ressentiment de ses malaises. Il avait continué les pilules à la même dose jusqu'au milieu de janvier. Il les avait réduites à 9 par jour jusqu'à la fin du même mois, puis à 6 par jour jusqu'au milieu de février, où il les cessa définitivement.

30 septembre 1850. — La guérison se maintient.

HERPIN.

VIII. Autre exemple analogue.

Georges est âgé de vingt et un ans, d'une taille fort au-dessous de la moyenne, d'une forte constitution, brun, aux yeux noirs, intelligent et d'un caractère léger. Il aime le vin blanc, mais n'en abuse pas souvent.

Son aïeul paternel s'est suicidé; son père, aveugle depuis quelques années, jouit d'une bonne santé; son aïeule maternelle est épileptique; sa mère est petite, vive et bien portante. Ses frères et sœurs sont tous de petite taille; l'une des sœurs est presque naine; l'un des frères bégaye et a une intelligence très-bornée.

Le 4 mars 1844, de grand matin, je suis appelé auprès de Georges. Je le trouve dans un état de délire violent qui ressemble beaucoup au *delirium tremens* : hallucinations, causerie et grande agitation; ses frères ont beaucoup de peine à le retenir dans son lit; cependant il n'y a pas de tremblement. Je ne recueille au moment même que des détails assez confus sur le début de la crise, et je prescris une potion avec quarante gouttes de laudanum, à prendre par cuillerée à bouche toutes les demi-heures, jusqu'à ce qu'on obtienne du sommeil.

Le malade ne tarda pas à s'endormir, et on l'entretint dans cet état toute la journée, en continuant la potion. Le lendemain Georges était guéri.

Plus tard, en questionnant séparément, sur les symptômes qui avaient précédé le délire, les assistants et surtout un frère qui couchait alors avec le malade, j'obtins comme positifs les renseignements qui suivent : Début pendant le sommeil, convulsions avec secousses dans les membres, gargouillement au cou, écume à la bouche, puis grande pâleur. Le frère alors secoua vivement Georges, appela au secours et fit lever toute la famille; le malade, réveillé en sursaut et violemment, délira et voulut s'échapper de son lit; on l'y retint de force, on me fit appeler, etc.

Le 1er avril suivant, à neuf heures du matin, Georges, étant à son bureau, a été pris d'un étourdissement avec constriction du cou et perte de la vue; il entendait ce qui se passait autour de lui. On l'a soutenu, mais il croit qu'il ne serait pas tombé; on lui a vu porter les mains au cou et sur les yeux; on entendait un léger râle sec qu'il percevait aussi lui-même. L'accès a duré à peine une minute.

Une heure environ après, nouvel accès : il s'est appuyé d'un bras contre une fenêtre; mêmes symptômes qu'au précédent, même durée. Jamais, jusqu'alors, il n'avait éprouvé un mal semblable.

Le même jour, à une heure et demie, étant dans un café à boire de la bière avec un de ses frères, Georges l'a averti qu'il allait se trouver mal; ils se sont rendus au laboratoire où une crise est survenue. Le malade a senti ses yeux se renverser et il a éprouvé au cou une contraction qui lui a fait saisir et serrer cette partie avec la main. Le frère, qui tenait Georges dans ses bras, a observé des mouvements convulsifs du côté droit de la face, à ce qu'il croit (du côté gauche, dit Georges). Il n'y a eu ni cri, ni imminence de chute, ni écume, ni convulsions des membres; les mouvements étaient bornés à la tête. Après l'accès, qui aurait duré un peu plus d'une minute, Georges était fort pâle.

Nouvelle crise, au bureau, à trois heures et demie. Il était debout; il s'est appuyé et n'a senti que le renversement des yeux et la contraction du cou; il y a eu cette fois perte de connaissance. Georges est revenu chez lui; sa mère l'a fait mettre au lit; elle a remarqué qu'il avait les yeux injectés. Il s'est promptement endormi.

A cinq heures du soir, il a été réveillé par les prodromes d'un accès. Ne pouvant parler, ni par conséquent appeler sa mère qui était dans la chambre voisine, il s'est glissé hors du lit pour l'avertir en frappant du pied, et a perdu connaissance. La mère, en arrivant au bruit, l'a trouvé les pieds sur le plancher et le corps renversé en arrière en travers du lit, les bras, non les jambes, agités de secousses. Il avait entièrement perdu connaissance; une écume rosée abondante s'échappait de ses lèvres. La durée de l'attaque est estimée, par la mère, à cinq minutes environ. Bientôt le malade est sorti de cet état comme d'un songe, et il a fait quelques pas dans la chambre avec l'air égaré : cela ressemblait à la première crise, sauf la violence du délire. On l'a remis dans son lit, où il est resté tranquille, mais sans sommeil.

Il est encore couché à mon arrivée, à huit heures du soir ; il est fatigué, mais n'offre aucun signe morbide. Je prescris une cure de poudre de valériane et l'abstinence du vin, sans autre changement dans le regime.

Ce traitement fut suivi pendant trente-sept jours, du 1er avril au 7 mai.

La quantité totale employée fut de 109 grammes, à la dose journalière de gram. 5,30 en quatre prises.

Cette médication ne procura aucun effet physiologique apparent.

Le malade, sans faire d'excès, n'obéit pas toujours strictement à ma défense de prendre du vin.

Pendant ce traitement, Georges eut des vertiges assez fréquents, une menace d'accès et un paroxysme de cinq accès incomplets.

Les vertiges, dans les premiers temps de la cure, avaient lieu à deux reprises chaque jour, savoir à onze heures du matin et le soir en se mettant au lit ; mais ils cessèrent bientôt de revenir le matin. Cependant, dans les deux jours qui précédèrent le paroxysme, ils furent très-fréquents pendant toute la journée.

La menace eut lieu le 7 avril (septième jour du traitement), à onze heures du matin. Georges était à l'église et debout; il éprouva une sensation de chaleur à la tête accompagnée d'un clignotement comme convulsif des paupières gauches. Il sortit et se trouva bien dès qu'il fut au grand air. Nous avons vu et nous verrons encore que les convulsions de l'œil gauche étaient un prodrome des attaques.

Les cinq accès incomplets eurent lieu le 7 mai. Le 5, Georges avait fait une partie de plaisir, s'était beaucoup fatigué et avait usé sans prudence, mais aussi sans grand excès, de sa boisson favorite; ce jour-là, dans la soirée, et le lendemain 6, il avait eu, comme nous l'avons dit, des vertiges presque continuels. Le 7, à deux heures du matin, en se réveillant, il fut pris d'un premier accès suivi de quatre autres, tous à une heure d'intervalle les uns des autres. Voici, d'après lui-même, la description de ces accès : Il ne pousse pas de cri; il voit des bluettes (éblouissements) et éprouve ensuite un étourdissement très-fort; puis il sent son œil gauche se renverser et se tourner en dehors; il est affecté en même temps d'une tension douloureuse dans le sterno-mastoïdien qui se durcit; la tête tourne à droite, se renverse en arrière et est agitée de secousses; il est privé de la vue (il ne voyait pas les fenêtres vis-à-vis de lui, quoiqu'elles soient en face d'un réverbère au gaz, dans une rue étroite), mais il conserve l'ouïe et la connaissance. A ces détails, la mère ajoute que les convulsions sont bornées au côté gauche, que les yeux, dirigés de ce côté, sont presque complétement blancs, que la figure et les membres du côté gauche sont également agités par des secousses, qu'il y a eu du gargouillement dans quelques accès, quelquefois des sanglots, mais point d'écume sur les lèvres. Georges dit que, dans la crise, la gorge est serrée au point qu'il ne peut pas avaler.

La durée des accès a varié d'une demi-minute à une minute et demie; le premier a été le plus court, le second le plus long; le malade a senti venir le deuxième et le quatrième, et a pu appeler deux fois son frère à haute voix. L'un des accès a été suivi de nausées et d'un léger vomissement; Georges avait bu de l'eau avant cette crise. Dans les intervalles des accès, il a eu quelques vertiges; il a dormi, mais non pas immédiatement après la crise; dans ces sommeils, la respiration a été un peu bruyante, mais il n'y a pas eu de ronflement. Au moment où j'arrive auprès de Georges, à huit heures du matin, il a encore de la céphalalgie frontale, surtout à gauche, et les pupilles dilatées. Il me raconte, en outre de ce que j'ai déjà dit, qu'à l'approche de la crise il s'assied, parce que, dans cette attitude, il souffre beaucoup moins que quand il est couché. Il insiste sur le fait que, dans les cinq accès, s'il a été privé de la vue, il n'a point perdu connaissance; il entendait tout ce qu'on disait autour de lui, mais ne pouvait parler.

La réapparition des crises, après un mois de traitement, me décida à substituer l'oxyde de zinc à la valériane.

Cette cure fut fort délayée, car elle dura plus de neuf mois, du 7 mai à la fin de janvier 1845, et cependant on n'employa dans ce long intervalle que 70 grammes d'oxyde de zinc. Le remède fut administré en poudre, mélangé avec du sucre. La dose journalière initiale fut de 30 centigrammes, le maximum de 1,00, et la dose terminale de 20 centigrammes en une seule prise le soir.

Ce ne fut qu'à 75 centigrammes (partagés en quatre prises) qu'arrivèrent les nausées; elles avaient lieu dix à quinze minutes après l'ingestion de la poudre. Elles continuèrent jusqu'à la fin de la cure, malgré la diminution des doses; du moins c'est ainsi que Georges se justifia d'avoir diminué les poudres plus rapidement que je ne l'avais prescrit, et de les avoir prises irrégulièrement. Du reste, la santé générale fut bonne pendant cette période; il me signala seulement : en mai quelques douleurs à l'occiput et au sourcil gauche; sur la fin de ce même mois, des nuits agitées et quelquefois du cauchemar; vers la fin de juillet il y eut aussi à plusieurs reprises, pendant quatre jours, de légères hémorragies nasales.

Quant aux accès, dès le 7 mai, premier jour du traitement, il n'y en eut pas un seul complet ou incomplet. Mais les vertiges ne cessèrent qu'à la fin de juillet, après s'être éloignés graduellement; encore en survint-il un le 8 décembre, à quatre heures du matin, quatre jours après une noce où Georges avait beaucoup dansé et s'était livré un peu trop à son goût pour le vin blanc.

Dès lors, jusqu'au 25 novembre 1846, Georges n'eut d'autre indice d'épilepsie que quelques rares vertiges en 1845 et dans les quelques semaines qui précédèrent sa rechute.

Trente mois s'écoulèrent donc sans accès et un an environ sans vertiges.

En janvier 1847, j'apprends que Georges, qui est placé en France, a repris des accès; j'engage ses parents à le rappeler, et le 1er février il me raconte lui-même les incidents de sa rechute.

Depuis le 8 décembre 1845, il a quitté Genève; il y est revenu passer cinq jours, du 15 au 20 novembre; il s'y est beaucoup amusé à sa manière, c'est-à-dire sans débauches, mais sans ménagement. Le 25 novembre, il travaillait depuis deux jours et assez assidûment dans une maison de commerce du midi de la France, quand vers quatre heures du soir il a senti un vertige; il s'est assis sur une caisse, le dos bien appuyé, et a eu un accès convulsif, mais sans perdre connaissance : début par du trouble de la vue et un frémissement dans l'œil gauche; douleur dans le sterno-mastoïdien du même côté; mouvements de rotation de la tête à droite, puis de renversement en arrière avec secousses ; rien dans les membres ; vingt secondes de durée. Il se releva sans aucun malaise. Cette crise, d'après le malade, aurait été semblable à celle du 1er avril 1844, au café. Du 25 novembre au 12 janvier 1847, nul vertige.

Dans la nuit du 12 au 13 janvier, sans cause connue, Georges a eu trois accès et une attaque. Les trois accès, tous semblables, ont eu lieu à minuit, minuit et demi et deux heures ; réveil avec la sensation du vertige ; il s'assied, relève son coussin contre le mur, s'y appuie, etc. ; accès en tout semblable à celui du 25 novembre.

A deux heures et demie, même début, savoir : douleur au cou et à l'œil ; ayant porté la main sur ce dernier organe, la crampe a passé subitement au bras qui s'est roidi et fléchi ; la tête était agitée de secousses ; Georges n'a pas eu le temps de relever son coussin et de s'asseoir, et il est tombé hors du lit sans connaissance, en entraînant la table de nuit. Après une heure entière passée sur le plancher, il a pu rentrer dans son lit. Il s'était mordu la langue et saignait de la bouche. Fin de la nuit calme, sommeil jusqu'à neuf heures. Le lendemain, céphalalgie gravative, grande fatigue et repos forcé. Il a souffert pendant quatre ou cinq jours de la morsure de la langue.

Un médecin, appelé, a prescrit des pilules fort petites, composées d'assa-fétida, valériane et essence de camomille ; le malade en a pris 108.

Georges n'a éprouvé aucun vertige depuis l'attaque du 13 janvier.

Je prescris un nouveau traitement d'oxyde de zinc.

Ce traitement dura quarante-huit jours, du 1er février au 20 mars.

Le médicament fut administré d'abord en poudre avec du sucre, comme la première fois, plus tard en pilules avec l'extrait de réglisse. On employa 32 grammes d'oxyde; la dose initiale journalière fut de 30 centigrammes, le maximum de 90.

A la dose de 45 centigrammes, le remède causa de la nausée et amena même une fois un vomissement immédiatement après l'ingestion d'une poudre prise une heure après le repas; ce fut un vomissement liquide sans mélange d'aliments. Alors je donnai le zinc en pilules; il fut immédiatement toléré et porté ensuite jusqu'au maximum indiqué, sans provoquer de nausées.

Pendant ce second traitement de zinc, il n'y eut que de rares vertiges, deux par semaine environ. Voici comment il les décrit lui-meme: il lui passe, pendant une demi-minute, sur les yeux et surtout sur le gauche, un nuage qui trouble la vue sans l'intercepter entièrement; il entend bien et n'éprouve d'autre malaise qu'une sensation de crampe dans le côté gauche du cou. Une autre fois, il me dit que le vertige est suivi d'une sorte de palpitation ou de frémissement dans l'œil gauche. Rappelons encore que la sensation de l'œil et du cou est chez Georges le prélude des accès.

Jusqu'au 20 mars, il n'y eut aucun accès convulsif; mais ce jour-là le malade eut trois attaques complètes et un accès incomplet. Il y avait eu de l'agitation dans la nuit du 18 au 19, et le jour suivant de l'abattement et de la tristesse. Les attaques eurent lieu le 20 à cinq heures, six heures et demie et huit heures trois quarts du matin; l'accès incomplet à midi et demi.

Dans les trois attaques, la perte de la connaissance fut précédée de palpitations de l'œil et de tension au côté gauche du cou. Dans la première, le malade s'était jeté sur son père qui le tenait embrassé (ils couchaient ensemble); tous tes membres étaient roides, la tête seule était agitée de secousses, on entendait du gargouillement au cou. Dans les deux autres, il y eut des convulsions cloniques générales et violentes, un peu moins fortes dans la troisième que dans la seconde. Dans toutes, la perte des sens et de l'intelligence fut absolue; ils revinrent dès que les convulsions et le râle eurent cessé. Les attaques durèrent de deux à trois minutes, et furent suivies d'un état de calme et plus tard de sommeil. Avant de s'endormir, il demanda ce qui s'était passé. Après la seconde attaque, je constatai une morsure de la langue. Aucune cause appréciable n'avait provoqué le retour de ce paroxysme.

A midi et demi, Georges, ayant senti son œil gauche tourner sur lui-même, appela; on l'assit la tête appuyée contre le mur avec l'interposition d'un coussin; il n'y eut que des secousses dans la tête; aucune convulsion dans les membres; il ne perdit pas connaissance, il entendait, mais ne voyait pas. Il s'est assuré que, si sa tête trouve une résistance qui empêche qu'elle ne se renverse en arrière, la suffocation n'arrive pas et que l'accès avorte; ce dernier n'a duré en effet que trente secondes environ.

Voyant que le zinc pris pendant six semaines n'avait pas empêché le retour de ce paroxysme, je me décidai à tenter l'emploi du sulfate de cuivre ammoniacal.

Ce traitement dura neuf mois et vingt jours, du 20 mars au 10 décembre. Le médicament fut administré en pilules, associé avec l'extrait de réglisse. La quantité totale employée fut de 30 grammes; la dose initiale, de 37 milligrammes par jour, en trois pilules; la dose maximum, de 15 centigrammes.

Dès les premières pilules, le malade eut des nausées et il vomit une fois dans le première semaine; mais bientôt ce double effet cessa. Les maux de cœur se reproduisirent souvent, surtout à chaque accroissement de dose, mais les vomissements furent très-rares; il n'y en eut pas un par mois. C'était toujours la première pilule, prise à juin, qui le fatiguait le plus; le même effet se faisait sentir pour la seconde pilule prise au milieu du jour, si le malade n'avait pas déjeuné. Il n'y eut jamais ni coliques, ni diarrhée, ni constipation; en juin, quelques pilules causèrent des borborygmes, comme si la diarrhée allait survenir; mais ce dernier effet ne fut pas produit.

Au début du traitement par le cuivre, le 22 et le 23 mars, il y eut encore deux accès incomplets; ce fut la fin du paroxysme qui m'avait décidé à changer de remède.

Aucune attaque ou accès ne survint dès lors jusqu'au 3 octobre, c'est-à-dire pendant plus de six mois; seulement, dans les neuf premiers jours d'avril, Georges éprouva une dizaine de menaces fort légères, et il eut dans le commencement de mai, du 1er au 14, huit ou neuf vertiges. Ces malaises apparurent toujours dans la soirée, avant ou après le coucher du malade.

Le 3 octobre, de une à cinq heures du soir, se manifestèrent quelques vertiges; à sept heures, il y eut un accès incomplet, et une attaque survint dans la nuit suivante.

Du 8 au 10 novembre, nouveau paroxysme; il commença comme à l'ordinaire par des vertiges qui eurent lieu de une à deux heures du soir; à deux heures, une attaque survint, et dans la nuit suivante, il y eut un accès incomplet qui se répéta dans la seconde nuit. Du 10 au 17, Georges eut des vertiges presque chaque jour.

Le 9 et le 10 décembre, le paroxysme se borna à quatre menaces; le premier jour, de dix heures du matin à quatre heures du soir, et à deux accès le lendemain à midi et à une heure.

Nous ne reviendrons pas sur la nature des vertiges ou menaces; ils furent toujours de même genre, mais la convulsion de l'œil seul fut plus fréquente que celle du sterno mastoïdien. Une seule fois, Georges me signala la propagation de la convulsion de l'œil gauche à l'œil droit.

Quant aux accès incomplets, nous y reviendrons encore à cause de leur nature insolite. Les descriptions que nous allons tracer seront d'autant plus exactes que Georges, excité par nous, s'observa plus attentivement; recueillies d'ailleurs sous sa dictée, à des époques différentes, elles se serviront mutuellement de preuve.

Les accès débutent toujours par un vertige; il s'y joint quelquefois une sorte d'émotion avec palpitation de cœur (probablement par la crainte de l'attaque); il éprouve dans l'œil une tension, un battement ou la sensation du renversement du globe, puis la crampe du cou; c'est alors qu'il cherche un point d'appui pour sa tête, qui tourne sur elle-même et tend à se renverser en arrière. Nous avons vu comment au lit il s'assied et s'appuie contre le mur avec l'interposition de son oreiller; le jour il a appris à s'asseoir dans l'angle de la pièce, où sa tête est mieux retenue par les deux parois. Le 10 décembre, il se trouvait sur une grande route, devant la porte d'une maison de campagne; il entra et s'assit dans l'angle des murs du jardin; les convulsions se bornèrent à sept ou huit chocs de la tête; il y eut sentiment de strangulation, perte de la vue, mais conservation complète de l'intelligence. Le tout dura une trentaine de secondes.

Une heure après, il parcourut en courant un espace de plus de deux cents pas, le long des fortifications extérieures, depuis le moment de la contraction de l'œil jusqu'à la tension du cou; il cherchait un angle rentrant du chemin couvert, il y descendit, s'assit, s'appuya fortement; l'accès fut pareil au précédent, les secousses de la tête se bornèrent à trois ou quatre. Arrivé chez moi quelques minutes après cet accès, il avait encore les joues plaquées de rouge et les paupières fortement injectées.

Le 3 octobre, il était au théâtre; pendant la représentation, un vertige avec éblouissement et renversement de l'œil en haut lui fait craindre une attaque : il sort et se promène dans le corridor; bientôt à la convulsion de l'œil se joint la contraction douloureuse du sterno-mastoïdien; il s'assied dans un angle rentrant et saisit sa canne des deux mains pour prendre un point d'appui plus solide contre la cloison opposée; la tête, comme toujours, convulsivement tournée à droite, est agitée de secousses et frappe la muraille, mais il n'y a pas de convulsions aux membres. Georges n'a pas lâché sa canne, qui ne s'est pas déplacée. Il n'a pas perdu connaissance, m'assure-t-il de la manière la plus positive, et cependant, après l'accès, il avait de l'écume sur les lèvres. Il est rentré dans la salle, a assisté au spectacle jusqu'à la fin, puis il a fait une demi-lieue à pied pour regagner son domicile à la campagne.

Une fois, le 22 mars, au moment d'un accès, il était assis sur le plancher, dans l'angle de sa chambre; la tête battait la muraille; la mère de Georges, qui était présente, voulut la déplacer pour interposer un coussin; il fit un effort sur lui-même et réussit à lui dire de ne pas le déranger; l'accès avorta également.

Le 8 novembre, à trois heures et demie du matin, sentant les prodromes d'une attaque, il s'est levé, a allumé la chandelle, s'est placé dans l'angle de la pièce et n'a eu qu'un accès incomplet; il a conservé toute sa connaissance et n'a pas cessé un instant, m'affirma-t-il, de voir la chandelle.

Pendant ces accès, il a le cou très-serré et la respiration suspendue, me dit-il.

Un jour, le 9 décembre, sentant la convulsion du sterno-mastoïdien arriver après la contraction de l'œil, il prit un verre plein d'eau froide qu'il se projeta à la figure et arrêta net l'accès, qui se borna ainsi à ce qu'il appelle une menace.

On a vu que dans cette période de plus de dix mois, Georges n'eut que deux attaques; cette circonstance tint évidemment à ce qu'il avait trouvé le moyen de les faire avorter. Une seule fois de jour, le 8 novembre, il ne réussit pas : il s'était placé sur son lit, s'y était assis et avait voulu mettre son oreiller; soit qu'il eût perdu du temps ou toute autre cause, l'attaque fut complète avec perte absolue de connaissance et morsure de la langue. En reprenant ses sens, il se sentit comme asphyxié, hébété, anéanti; il ne comprenait pas de quoi il s'agissait; il était remis dix minutes après, mais avec de la céphalalgie. Il dut rester couché pendant plusieurs heures.

L'autre attaque arriva dans le sommeil; Georges ne s'en aperçut que par la douleur qu'il éprouva à son réveil et qui tenait à une morsure du côté gauche de la langue; il trouva d'ailleurs du sang sur son oreiller.

Vers la fin de la période que nous venons de retracer, Georges s'était marié sans me demander conseil. Le mariage n'avait pas empêché le retour des attaques.

Évidemment le cuivre, après avoir procuré une suspension assez prolongée des accès, était devenu impuissant, puisque le malade avait repris trois mois de suite ses anciens paroxysmes. Il fallait songer à un autre moyen; je revins à l'oxyde de zinc qui avait fait obtenir une première guérison soutenue pendant plus de deux ans et demi.

Cette nouvelle cure de zinc dura cent soixante-dix jours ou près de six mois, du 11 décembre 1847 à la fin de mai 1848.

L'oxyde fut administré en pilules, associé par parties égales avec l'extrait de valériane.

George ne fit pas son traitement avec une grande exactitude. Je le vis rarement pendant cette période; mais il tint une note précise, à ce qu'il m'a affirmé, des doses employées. Il prit seulement 52 grammes de chacun des deux remèdes, à raison de 30 centigrammes par jour pendant la première semaine, puis de 60 centigrammes pendant trois mois, et enfin de trente pendant le reste de la cure, qui fut discontinuée sans mon avis.

Le zinc ne produisit aucun effet physiologique, et la santé générale de Georges fut très-bonne pendant toute cette période.

Dès le premier jour du traitement, aucun accès ne se manifesta.

Les vertiges cessèrent dans la dernière moitié de décembre; ils revinrent, au nombre d'un à quatre tous les jours, dans la seconde semaine de janvier; en février, mars et avril, il n'y en eut plus que deux environ par mois. Dès lors ils cessèrent complétement; mais, en juin, Georges ressentit encore de loin en loin une contraction brusque dans un des muscles de la nuque, plutôt à gauche qu'à droite. Ce furent les dernières manifestations de sa maladie. (Octobre 1850.)

HERPIN.

Cette dernière citation est un peu longue peut-être, j'avais l'intention tout d'abord de n'en donner qu'un abrégé, mais j'ai trouvé le fait si bien raconté; il dépeint avec tant de lucidité les oscillations, les caractères de l'épilepsie, que j'ai mieux aimé le reproduire textuellement.

C'est de ma part d'autant plus méritoire que tout en admirant les recherches de M. Herpin, tout en rendant hommage aux services qu'il a rendus, par la publication de son ouvrage, je suis bien loin de partager toutes les opinions qui s'y trouvent exposées! Je rends à l'oxyde de zinc toute la justice qu'il mérite, mais je dirai pourtant qu'il ne faut pas croire ce remède infaillible, et qu'il est bien des cas où il est inutile de l'employer.

M. Herpin ne veut point admettre *l'aura épileptique*. M. Herpin ne fait aucune distinction entre les épilepsies sans complications et les épilepsies compliquées d'un vice constitutionnel. Il nous semble avoir démontré l'importance de ces distinctions, nous y reviendrons encore.

IX. Précautions nécessaires.

Assez de citations d'autrui, n'est-ce pas ? elles étaient nécessaires ; l'occasion s'est présentée de les exposer, et j'ai cru bon de les réunir en faisceau ; vous verrez de quelle importance elles vous paraîtront dans les recommandations que j'ai à faire dans les différents conseils que je veux non-seulement donner, mais commenter, expliquer un peu.

Maintenant je reprends le cours de mes renseignements.

J'ai parlé de l'interrogatoire du malade et de la minutie qu'il fallait apporter dans les questions qu'on lui adressait.

J'ai dit qu'il fallait remonter dans les antécédents de la maladie et questionner non-seulement sur le malade lui-même, mais sur l'état de santé de toute sa famille.

J'ai conseillé enfin d'interroger, la plume à la main, et de consigner toutes les réponses, tous les faits sur une ou plusieurs feuilles de papier, afin de ne les point oublier, afin de les pouvoir classer et méditer à loisir.

J'ajoute qu'une fois ces précautions prises, il en est une autre qui me semble indispensable. Il faut chercher à gagner toute la confiance du malade, il faut employer assez d'éloquence pour lui donner confiance, et il est nécessaire de lui expliquer tout de suite que sa maladie sera de longue durée.

Quoique les maladies nerveuses, en général, n'offrent aucune extrême gravité, il faut se rappeler que ces genres de maladies *semblent* parfois rebelles à toute médicamentation. On doit à leur entêtement opposer de la ténacité, du courage, et souvent, grâce à la persévérance, après les avoir trouvées réfractaires à tous les remèdes, on les voit, sous l'influence d'un moyen bien simple, employé déjà sans succès, mais avec lequel on revient à propos, disparaître inopinément du jour au lendemain.

L'épilepsie, en effet, tombe toujours sur des gens essentiellement nerveux, extraordinairement impressionnables; or, dans des affections de cette nature, la guérison est à moitié gagnée si le malade a confiance dans les moyens qu'on emploie, s'il a confiance surtout dans le médecin qui les prescrit. Oui; mais, comme ces personnes sont sujettes à passer d'un extrême à l'autre, de l'enthousiasme au découragement le plus complet, il est bon de les prévenir qu'on ne peut les guérir tout de suite.....

D'autant plus que l'épilepsie étant une maladie multiple, c'est souvent par le résultat des médicaments employés que l'on parvient à bien reconnaître si la maladie appartient à tel ou tel genre. Il faut en quelque sorte étudier tous les moyens mis en usage, avec la même attention que l'on a étudié le malade. C'est par de prudents tâtonnements qu'on arrive à trouver sa route dans les ténèbres; c'est par une étude consciencieuse que, dans les cas d'épilepsie, on arrive au chemin qui doit conduire à la guérison.

Voyez, dans l'une des observations de M. Récamier; il

croit tout d'abord avoir affaire à une épilepsie pléthorique; mais, n'obtenant aucune amélioration des saignées locales et générales, il change de batterie, et se jette résolûment dans une médicamentation qui devient efficace.

Voyez dans une observation de M. Herpin, celle que nous avons citée la dernière, le praticien ne croit tout d'abord avoir affaire qu'à un *delirium tremens*, et il y oppose le laudanum, qui reste sans succès. Plus tard, les accès ne lui semblent point assez caractérisés; il n'y a ni cri, ni chute, ni convulsion des membres; il se contente de prescrire la poudre de valériane, et le traitement, suivi pendant tout un mois, n'amenant aucun résultat favorable, il en vient à l'*oxyde de zinc*... Vous avez vu que cette dernière médicamentation fut obligée d'être poursuivie pendant près d'une année.

Donc il est urgent de prévenir les malades et leurs familles que, pour obtenir quelque succès contre la maladie, il faut se bien décider à rester en traitement pendant longtemps; qu'on ne doit point attendre tout de suite des résultats favorables; qu'il faut semer avant de recueillir, et que c'est avec un peu de persévérance et de la patience surtout que l'on peut espérer atteindre au but si désiré, la guérison.

X. Études et distinctions à faire.

Une fois votre malade averti, il est bon, s'il reste confié à vos soins, de le renvoyer d'abord avec de simples recommandations hygiéniques. Je dirai plus bas et je commenterai de mon mieux les règles d'hygiène nécessaires en pareille circonstance.

Quand le malade sera parti, vous reprendrez, vous relirez tous les renseignements qu'il vous a donnés; vous les méditerez avec sagesse; vous rechercherez si les crises épileptiques tiennent à un aura, ou partent directement du cerveau; en termes scientifiques, vous examinerez si l'épilepsie est *symptomatique* ou *idiopathique*.

S'il s'agit d'une épilepsie sympathique, vous en rechercherez le point de départ. Est-il dans les branches du système nerveux cérébro-spinal? est-il dans les plexus ou filets du système nerveux ganglionaire? Vous comprenez que, suivant la différence du point de départ, vous serez contraint de varier vos agents modificateurs.

S'agit-il, au contraire, d'une épilepsie d'emblée? recherchez, oh! recherchez minutieusement si la maladie n'est point déterminée par la répercussion d'une dartre, si elle n'est point produite par la concentration d'un vice constitutionnel, d'une maladie générale, etc. Évidemment, si les causes sont différentes, vous aurez à combattre avec une stratégie différente.

XI. Modification des aura externes.

Mes exemples ont déjà donné sur ce sujet tous les renseignements. Il ne s'agit plus que d'en faire l'application avec intelligence.

Ainsi les cautérisations plus ou moins profondes ont pu diviser les branches nerveuses qui servent de communication entre le point de départ et le cerveau.

Les vésicatoires *ont tué sur place*, suivant la pittoresque expression de Récamier, plus d'un aura bien caractérisé. (L'exemple que j'ai cité dans la première partie prouve toute l'efficacité des vésicants dans les cas d'épilepsie sympathique.)

Toutefois il est une remarque que je veux faire, une

réflexion que je dois consigner ici. Les aura sont incontestables, palpables, en quelque sorte, dans maintes et maintes circonstances; mais il ne faut pas toujours se contenter, dans une épilepsie sympathique, d'attaquer l'aura, de modifier le point de départ; il faut encore et souvent, en même temps, chercher à modifier l'état surimpressionnable de l'individu et les désordres qu'ont dû nécessairement produire sur le cerveau les habitudes épileptiques.

C'est pour cela qu'avec les cautères, les vésicatoires, il est bon d'appeler à son secours les antispasmodiques, les fortifiants, et ce que j'appellerai volontiers l'hygiène antinerveuse.

Inutile de revenir ici sur certaines opérations, sur les mutilations déraisonnables pratiquées autrefois par certains médecins effrayés de l'épilepsie sympathique; j'ai dit ce que j'en pensais dans ma courte discussion sur les aura.

XII. Modification des aura internes.

J'ai expliqué que les aura internes pouvaient venir, soit des intestins, soit de l'estomac et de ses dépendances, soit du cœur et de la poitrine.

Il est évident que les modificateurs à opposer à ces aura, si difficiles à combattre, doivent changer suivant le siége réel du point de départ.

L'aura provient des intestins; son principe est une entéralgie. Bien. Mais l'intestin est fort loin. Il y a le gros et le petit intestin; il y a même le duodénum, où se fait la transformation du chyme en chyle, et que l'on a comparé à un second estomac.

L'entéralgie du gros intestin est la plus commune et la plus facile à médicamenter; la plus commune à cause de la valvule iléo-cœcale, et l'appendice de même nom, qui se trouve près de cette porte si pittoresquement appelée *barrière des apothicaires.* Les maladies de cette portion intestinale, en effet, sont fréquentes et de diverses natures; l'inflammation s'y allume souvent; les boursouflements, les dégradations, les dégénérescences n'y font pas défaut. Pourquoi? parce que trop souvent dans ce cul-de-sac s'accumulent des détritus qui n'en veulent plus sortir.

Une fois logés là, ces détritus fermentent, se dénaturent et produisent sur l'organe qui les contient une irritation dont il est facile de comprendre le mécanisme. A cette irritation succède l'inflammation, puis les excoriations, puis de la suppuration, puis souvent tous les désordres que j'ai dit.

A l'autre extrémité du gros intestin, à la partie tout à fait inférieure du tube digestif, se trouve le rectum avec ses deux sphincters, c'est-à-dire avec ses deux anneaux tendineux, superposés l'un sur l'autre, spécialement chargés de fermer passage et de retenir, pendant un certain temps à l'intérieur, les matières excrémentitielles. Or, cette portion du rectum est d'une excessive sensibilité. De plus, elle est entourée de régions, parsemée de filets nerveux, et par cela même extrasensible; il en résulte que les maladies du sphincter anal sont en grand nombre et se développent trop souvent. Tantôt ce sont des hémorroïdes, tantôt ce sont des fissures. D'autres fois ce sont des contractures excessivement douloureuses; puis surviennent les fistules, les plaies, les dégénérescences.

Le sphincter anal est si impressionnable, que l'on a vu la présence de petits vers blancs qu'on appelle vers ascarides, causer, par le chatouillement qu'ils déterminent dans cette région en s'y promenant, de l'insomnie, de l'inappétence, un agacement général et d'épouvantables convulsions.

Il est donc facile de comprendre que les maladies du gros intestin, étant multiples, peuvent devenir en quelque sorte des causes qui, réagissant sur le cerveau, y produisent des désordres épileptiques.

Pour les reconnaître, pour modifier ce point de départ, il s'agit de traiter les diverses maladies de la région tout entière, qu'on appelle gros intestin; et, grâce à l'examen des sphincters qui devient possible, soit par le spéculum, soit par le toucher; grâce aux douches ascendantes qui peuvent porter jusqu'à la valvule iléo-cœcale, et jusque dans l'appendice du même nom, des liquides servant de véhicules à des médicaments antispasmodiques d'une énergie bien reconnue (lavements fortement laudanisés, lavements de valériane ou d'assa-fétida, etc.), il est facile d'arriver à la preuve certaine que le point de départ réside dans cette région.

Le diagnostic est beaucoup plus difficile, quand il s'agit de la longue portion qu'on appelle intestin grêle. Toutefois, il est quelques symptômes qui peuvent mettre sur la voie. Les coliques, les borborygmes, comme la douleur produite par la pression sur les parois abdominales, annoncent une irritation de l'intestin grêle; et puis, le ventre se balonne, les garde-robes se trouvent désorganisées. Enfin, bien souvent, on apprend que le malade atteint d'épilepsie, et qui vient demander conseil pour cette maladie, a rendu autrefois un certain nombre de vers lombrics, ou bien une portion de cet hôte incommode que l'on appelle ténia, ver solitaire! Il faut agir en conséquence, alors. On a vu bien des traitements antiphlogistiques, c'est-à-dire dirigés contre l'inflammation des intestins; on a vu bien des médicaments vermifuges, triompher tout logiquement des attaques épileptiques.

Je regarde le duodénum comme une dépendance de l'estomac, et c'est pourquoi je passe de suite à l'aura stomacal.

Certes les maladies de l'estomac sont malheureusement trop communes. On ne peut faire deux pas, dans le chemin de la pratique médicale, sans rencontrer des affections de cette nature. Et celui-là avait bien raison, qui disait avec une ironie philosophique : La fourchette tue plus de monde ici-bas que les épidémies les plus meurtrières, que les combats et les batailles, que l'arme blanche et la poudre à canon.

Il est évident que j'entends par maladies de l'estomac non-seulement les souffrances, les désordres, les affections du centre digestif, mais les souffrances, les désordres de tous les organes qui l'entourent et qui en sont les tributaires, les serviteurs, en un mot que l'on cite comme ses dépendances. Ainsi nous avons les maladies du foie, les maladies de la rate, les maladies du pancréas et du duodénum; eh bien, chacune de ces maladies peut laisser dans la région où elle s'est développée des embarras, des malaises, une innervation maladive, capables de devenir des causes d'accidents épileptiques.

Évidemment, pour arriver à de bons résultats, le médecin chargé de combattre des épilepsies de cette nature devra non-seulement s'occuper du grand centre nerveux, mais il devra chercher à guérir le malaise de l'estomac et de ses dépendances; il devra travailler à rétablir dans tous ses organes une innervation normale, un calme bienfaisant, une activité suffisante, en un mot, toutes les conditions de la bonne santé. C'est alors qu'il faut agir par les eaux de Vichy, par le bicarbonate de soude, par le charbon porphyrisé impalpable, par la térébenthine ou par les eaux gazeuses.

Ce qui importe surtout, c'est de prescrire des aliments

de facile digestion, et qui puissent procurer la réparation nécessaire.

Mais le cœur est hypertrophié; sous la pernicieuse influence d'émotions souvent répétées, ou bien par une cause pléthorique ou rhumatismale, le centre de la grande circulation s'est dilaté outre mesure; et il en résulte de nombreux inconvénients.

D'abord, le cœur est mal à l'aise dans la trop étroite cavité qui le contient; ensuite, par cela même qu'il est plus gros, plus fort qu'il ne devrait l'être, ses contractions sont plus fréquentes; en d'autres termes, il bat avec exagération : de là des palpitations, des étouffements, une espèce de fièvre factice. Les poumons, qui sont les très-humbles serviteurs du centre de la circulation, essayent courageusement d'exécuter tout le travail qu'on leur impose, c'est-à-dire de transformer en sang rouge et rutilant tout le sang noir qui leur est envoyé. Mais les malheureux se fatiguent vite, à cette besogne forcée; ils deviennent promptement harassés, languissants, malades.

Or, de tous ces malaises, de tous ces désordres, surgit parfois une maladie nerveuse de tous les organes contenus dans la cavité thoracique, et cette maladie nerveuse, réagissant sur le cerveau, peut déterminer des convulsions et des attaques d'épilepsie.

On comprend qu'en pareil cas il faut non-seulement chercher à ramener l'ordre dans le centre cérébral, mais qu'il est indispensable de chercher à apaiser le tumulte du cœur. Vite un cautère à plusieurs pois sur la région précordiale; et puis du nitre, du camphre, de la digitale en poudre, des saignées, si besoin est; un régime approprié; et, si véritablement le point de départ des attaques épileptiques se trouve au cœur, vous les verrez se modifier promptement, dès qu'elles seront sapées, en quelque sorte, c'est-à-dire attaquées par leurs racines.

J'ai déjà dit un mot des angines de poitrine et de l'influence qu'une semblable maladie pouvait avoir sur le cerveau; contre l'angine de poitrine, les deux médicaments les plus efficaces sont généralement la valériane et l'assa-fétida; or, en employant de tels remèdes, quand on aura lieu de supposer que le point de départ des accidents épileptiques est dans les poumons, dont le système nerveux est tout désordonné, on remplira deux indications à la fois : on enrayera peut-être les accès de l'angine de poitrine, et l'on modifiera très-probablement, et tout logiquement, puisqu'on a employé les antispasmodiques, les attaques du centre nerveux.

XIII. Modificateurs peu connus.

Les médicaments antinerveux sont en grand nombre; il suffit de parcourir un formulaire pharmaceutique pour en être bien vite convaincu. Il serait bien maladroit à moi d'en faire ici un succinct examen; il serait même tout à fait inutile d'en donner la nomenclature. Tous ces médicaments ne peuvent être prescrits, surveillés, manœuvrés, en un mot, que par des gens expérimentés.

Chaque jour ils exigent du praticien qui les emploie une étude attentive, des essais prudents et consciencieux, car tel médicament, qui réussit à tel individu attaqué d'une maladie nerveuse, ne réussit pas du tout à tel autre atteint cependant de la même maladie; cela dépend des différences de tempérament et des diverses impressionnabilités; cela dépend des sympathies et des antipathies.

Cependant il est deux modificateurs du système nerveux qui réussissent presque toujours à tout le monde, et qui, sans danger grave, peuvent être mis en œuvre par des personnes qui n'ont point fait une étude particulière de cette science si difficile et si complexe qui constitue l'art de guérir.

Je veux parler :

1° Des lavages qui désélectrisent;

2° Des courants électriques qui tonifient ou modifient le système nerveux en l'électrisant.

Vous avez pu remarquer, en parcourant les diverses consultations de Récamier, que j'ai tenu à reproduire en détail, vous avez pu remarquer, dis-je, que, presque dans toutes, se trouvait un article relatif aux bains, aux affusions ou aux ablutions.

En effet, j'ai expliqué fort en détail, et dans mon ouvrage sur l'*Hygiène populaire*, et dans l'hygiène du curé de campagne (Voy. *Avis au clergé*), l'analogie qui se trouve entre l'électricité physiologique ou l'électricité vitale, laquelle anime et fait agir tout notre système nerveux, et l'électricité terrestre développée tout autour de l'homme vivant.

D'un autre côté, j'ai fait remarquer que l'humidité était un des meilleurs conducteurs électriques, et soutirait par conséquent une bonne partie de l'électricité accumulée dans des machines, dans les instruments condensateurs. On ne peut tirer aucune étincelle de la machine électrique proprement dite, si on la laisse à la pluie, si on la fait agir au milieu des brouillards. De même, en faisant courir de l'eau sur le corps humain tout entier, ou bien en mettant ce corps en contact avec une flagrante humidité, on le désélectrise, et c'est ainsi souvent qu'on fait disparaître des douleurs, des lassitudes, un malaise essentiellement nerveux.

Les névralgies, les maladies du système nerveux, la douleur elle-même, si passagère qu'elle soit, proviennent d'un désordre dans la circulation du fluide nerveux. De deux choses l'une : ou il y a surabondance, bouillonnement de ce fluide, ou bien il y a pauvreté, disette : le fluide n'arrive point en assez grande quantité.

Étrange théorie ! vont s'exclamer quelques critiques : comment, la surabondance produit les mêmes résultats que la disette ! le oui a les mêmes conséquences que le non ! Est-ce logique? est-ce possible?

Je crois bien avoir répondu déjà à une semblable objection ; mais, au risque de me répéter, j'y reviens encore.

Voilà deux hommes qui tombent, terrassés qu'ils sont par des malaises partis du centre digestif : l'un tombe parce qu'il a trop mangé, et l'autre par inanition : c'est bien le oui et le non, ce me semble. La chlorose, c'est-à-dire la pauvreté du sang ; la pléthore, c'est-à-dire la surrichesse du liquide sanguin, ne produisent-elles pas l'une et l'autre des hémorragies désastreuses ?

Pourquoi l'excès d'électricité et le manque d'électricité ne produiraient-ils pas l'un et l'autre des douleurs qui semblent identiques et qui sont tout à fait analogues? Au reste, il n'y a rien de plus probant que des faits.

On guérit très-souvent des névroses ou maladies nerveuses générales ou locales par des bains courts et doux, par des ablutions faites dans une baignoire vide, par des lavages généraux et quotidiennement répétés.

De même on guérit des névroses ou maladies nerveuses générales ou locales par des commotions électriques ; et pour que vous n'en ignoriez point, je m'en vais précisément prendre deux exemples d'épilepsie. Dans l'un, nous trouverons la maladie arrêtée tout simplement par une suite de bains avec affusion ; dans l'autre, nous verrons que le succès est dû à l'électricité.

XIV. Premier exemple.

Monsieur le docteur,

Une jeune personne à laquelle je m'intéresse vivement et près de laquelle les circonstances présentes nous ont fixé pour le moment, se trouve accablée d'une maladie bien pénible : cris, chute, crispation nerveuse, perte de connaissance, etc.

La jeune personne dont il s'agit est âgée de vingt-quatre ans; elle est assez grasse, d'un tempérament fort et robuste, et est regardée par les médecins comme très-bilieuse.

Quant au moral : une bonne tête, un caractère froid, une imagination calme, un esprit des plus distingués.

Depuis dix ans, mademoiselle A... est attaquée très-fréquemment de crispations nerveuses. Elle tombe; ses membres se contournent; elle se tortille et se roule comme un ver.

Les médecins consultés ont donné pour toute réponse que la force du tempérament était la cause de tout ce désordre, et qu'avec l'âge cela se passerait. Ils se sont contentés de prescrire l'émétique. Voilà un an que la malade a pris ce médicament, puis on a attendu avec patience. Aujourd'hui, non-seulement mademoiselle A... ne va pas mieux, mais ses souffrances ont augmenté d'une façon manifeste.

La figure annonce une brillante santé; les joues sont vermeilles, le fond du teint est cependant un peu jaune.

Avant de tomber et de se tordre, mademoiselle A... éprouve des symptômes avant-coureurs. Ce sont des engourdissements dans tous les membres, une douleur de tête qui lui barre le front, souvent un serrement de poitrine; lorsque l'attaque arrive, la respiration devient sifflante et manifestement gênée.

La voyant dans cet état, nous avons essayé des bains froids avec projection d'eau froide à la face; bains qui avaient si merveilleusement réussi à une personne que vous avez traitée. Cela n'a pas paru faire grand effet. L'eau jetée sur la tête détermine de la douleur. Toutefois, pendant deux heures après les bains, mademoiselle A... se trouve mieux. Ensuite, la chaleur revenant, elle se trouve presque dans le même état, quoique un peu moins forte. Ne serait-ce point abuser de votre bonté, Monsieur, que de vous prier de me dire ce qu'il faut faire, et s'il faut suivre les bains, qui effrayent considérablement les parents de la malade.

J'ai l'honneur d'être, etc.

Réponse.

Spasmes épileptiformes chez une jeune personne de vingt-quatre ans.

Prodromes constants.

Inutilité des évacuants.

Léger bienfait de quelques immersions.

Conseils.

1° La jeune fille étant sanguine et pléthorique, on débutera par une saignée du pied ou par quelques sangsues mises au siége.

2° Pendant plusieurs mois, une fois, deux fois par jour, si l'on y est invité par les bienfaits, on soumettra la malade à des affusions à 14 degrés Réaumur. On la fera asseoir dans une baignoire vide, sur une chaise préparée à cet effet. La malade se tiendra là enveloppée dans un simple peignoir de laine. On aura préparé autour de la baignoire trois ou quatre baquets contenant de l'eau à la température voulue, et, à l'aide de cuvettes ou de casseroles, deux personnes, au moins, verseront, en nappe, l'eau puisée au fur et à mesure; elles s'attacheront à la verser sur la tête de la malade, dont on aura eu soin de couper les cheveux.

3° S'il survient quelques-uns des prodromes qui précèdent ordinairement les attaques, on se contentera de conjurer les crises en jetant des verres d'eau froide au visage.

4° Régime simple et sain.

5° On recommencera les affusions pendant plusieurs années.

RÉCAMIER.

(Nouvelle lettre.)

(Un mois après.) Monsieur le docteur, on a suivi votre ordonnance de point en point. Mademoiselle A... se trouve mieux et commence à sentir les bienfaits des bains; elle mange fort bien et sans que cela lui fasse du mal. Son sommeil est bon; elle n'étouffe presque plus, mais elle devient de jour en jour plus susceptible pour la chaleur, je veux dire qu'elle la redoute encore davantage. Que pensez-vous à présent, Monsieur? Faut-il continuer tout simplement? faut-il recommencer une application de sangsues? Je crois devoir vous prévenir que l'effet des sangsues excite les crises; mademoiselle A... en a eu une après les sangsues que vous avez ordonnées; elle n'en a eu que des menaces depuis le commencement des affusions.

Réponse.

Continuez les affusions.

Note datée de deux ans après. — J'ai de bonnes nouvelles à donner de mademoiselle A...; j'ai servi plus d'une fois moi-même à l'administration de l'eau froide;

j'ai été vivement frappé du mieux incroyable que la malade en a éprouvé. Ce mieux depuis ne s'est pas démenti d'une seule minute.

Signé : ***.

XV. Second exemple.

J'ai reçu, il y a quelque dix ans, la visite d'un jeune homme de vingt-huit ans.

Svelte, pâle, un peu timide, M. D..., par sa parole accentuée, par ses expressions imagées, annonçait un homme nerveux, une intelligence peu commune.

Marié à vingt-quatre ans à une femme excellente, M. D... avait eu le malheur de la perdre après deux ans de ménage.

La maladie de la défunte avait été de longue durée : la séparation du mari et de la femme fut des plus cruelles. A la suite de cette catastrophe, M. D.. était resté pendant plusieurs semaines dans un état nerveux qui le faisait passer par des alternatives de surexcitation et d'abattement, et qui finit par aboutir à des attaques convulsives avec cri, chute, écume à la bouche.

Après avoir interrogé le malade sur tous ses antécédents, après l'avoir questionné sur l'état de santé de tous les membres de sa famille, je lui fis détailler l'arrivée des crises et les résultats produits par les attaques.

Chaque crise était précédée d'une sorte d'indigestion; elles avaient lieu ordinairement le soir après dîner, et alors elles se répétaient une ou deux fois dans la même nuit.

Soupçonnant un état saburral, je commençai par les purgatifs doux : aucun bénéfice. Alors je pensai qu'il s'agissait d'un aura interne partant de l'estomac, ou plutôt des plexus du système nerveux ganglionaire, spécialement chargé de présider au grand acte digestif. Je proposai comme modificateurs les courants électromagnétiques. Je commençai par me servir de l'appareil de MM. Breton frères; j'étais secondé dans mon opération par le médecin du malade, qui s'était rendu à Paris. Je faisais appliquer une des plaques qui terminent les conducteurs électriques au milieu du dos, soit à droite, soit à gauche de la colonne vertébrale. La seconde plaque était placée, soit au creux de l'estomac, soit au-devant de l'estomac lui-même.

Les premières séances furent de cinq à six minutes seulement; peu à peu et à mesure que je constatai la tolérance, je fis durer la petite opération dix, douze, et même quinze minutes.

Les accès s'éloignèrent; les bénéfices devinrent incontestables, l'ennemi perdait du terrain; j'en devins plus hardi, et j'employai les agents les plus énergiques fournis par l'appareil de Clarck.

Trente-cinq séances suffirent pour arriver à guérison complète. A partir de cette époque, les crises ne reparurent plus, et M. D... revint à une si bonne santé, que, deux ans après son traitement, n'ayant éprouvé aucun retentissement de la maladie qui l'avait tant effrayé, il put en toute conscience se décider à un second mariage.

XVI. Épilepsie idiopathique.

Le point de départ de la maladie n'est plus ni dans les filets nerveux du grand système cérébro-spinal, ni dans aucun des filaments du système nerveux ganglionaire. Les attaques sont spontanées, presque foudroyantes; elles partent évidemment du cerveau.

Il faut encore examiner les causes différentes qui ont pu les déterminer.

Si c'est une cause chlorotique, ce que l'on reconnaîtra facilement à l'état du pouls, au souffle du cœur, à la décoloration de la peau, de la sclérotique et des gencives, il sera nécessaire de joindre à tous les médicaments que l'on voudra mettre en œuvre quelques préparations ferrugineuses.

Si la cause est pléthorique, en d'autres termes, si l'explosion de la maladie tient à une surabondance de sang, évidemment il sera nécessaire d'employer les émissions sanguines.

Si la cause est goutteuse, dartreuse, scrofuleuse ou spécifique, il ne faudra point oublier les antigoutteux, les antidartreux, les antiscrofuleux et les remèdes spéciaux qui agissent si énergiquement dans les maladies spécifiques.

XVII. Existe-t-il des médicaments franchement antiépileptiques?

J'en ai la ferme espérance, j'oserais presque dire que j'en ai la conviction. Si vous saviez quelle avalanche de recettes, quel déluge de médicaments employés contre cette maladie! On n'a point cependant encore pu bien préciser, et il est difficile de choisir à coup sûr. Toutefois, au milieu de tous les cas de guérison que j'ai tenu à vous rapporter en détail, vous avez dû remarquer deux genres de traitements souvent couronnés de succès.

Le traitement de M. Récamier et le traitement du docteur Herpin.

On me pardonnera de préférer le premier au second; d'abord, parce que j'en ai plus l'habitude, ensuite parce que j'ai pu souvent en constater l'efficacité par ma propre expérience.

Il y a deux points principaux à remarquer dans toute cette stratégie médicamenteuse.

1° L'emploi des pilules saturnines, pilules dont on modifie la formule en y faisant entrer avec l'acétate de Saturne et l'extrait de jusquiame, tantôt l'extrait de noix vomique, tantôt l'extrait de stramonium ;

2° L'emploi répété des secousses vomitives que l'on détermine par la poudre d'ipécacuana.

Récamier partait de ce grand principe : qu'à des habitudes maladives, il fallait opposer des habitudes médicamenteuses et qu'il était urgent d'opposer aux secousses épileptiques les transes, les secousses et toute la perturbation produite par les vomissements.

Le docteur Herpin, aux recherches duquel je me suis plu déjà à rendre une entière justice, n'a pas la prétention, je suppose, d'avoir employé le premier l'oxyde de zinc, contre les attaques épileptiformes. Parmi toutes les consultations qui se trouvent entre mes mains, j'en ai une de M. Récamier datée de 1813, et qui prescrit, comme médicament antiépileptique, un mélange de valériane et d'oxyde de zinc. Mais le docteur Herpin est le premier qui ait osé administrer l'oxyde de zinc aux doses considérables que vous ont indiquées les diverses observations que j'ai fait passer sous vos yeux.

J'ai pris bonne note de tous les renseignements fournis par le savant praticien de Genève, et je compte bien employer l'oxyde de zinc suivant le mode qu'il conseille et avec toute la hardiesse qu'il recommande. Je compte même ajouter, à cette manière de traiter, les conseils de M. Récamier, rechercher en même temps les aura et les combattre si je les trouve ; puis joindre, aux remèdes modificateurs, le moyen perturbateur des vomitifs.

Peut-être sera-ce un petit perfectionnement. M. Herpin raconte que bien souvent l'oxyde de zinc détermine des maux de cœur, des nausées et des malaises dans tout le tube digestif. Les vomitifs en balayant les sabures préviendront peut-être tout cela.

Si l'oxyde de zinc agit si puissamment sur un cerveau malade, n'est-il pas possible de l'employer tout en cherchant à modifier le point de départ de la maladie, et n'avons-nous pas le droit de penser que, tout en administrant le précieux antispasmodique, on en accélérera le succès : en modifiant les aura extérieurs, soit par des vésicatoires, soit par des cautères; en modifiant les aura internes, soit par les bains et lavages, soit par les courants électriques dont j'ai parlé?

XVIII. Moyens hygiéniques.

On a pu remarquer que, dans toutes ses consultations, Récamier s'attachait à prescrire, et fort en détail, un plan de conduite conforme aux règles d'une sage hygiène.

Ainsi :

Il prescrit presque toujours la flanelle sur la peau;

Le coucher sur le crin;

Une alimentation substantielle et la température froide pour les aliments liquides.

Il recommande d'éviter les vis-à-vis des feux et le voisinage des poêles.

Il défend toute fatigue intellectuelle; prescrivant, au contraire, les exercices physiques et la promenade au grand air.

Permettez que je vous en donne les raisons.

XIX. Pourquoi la flanelle sur la peau?

Pour stimuler l'activité de toute la périphérie du corps;

la laine, en effet, mise en contact avec une peau impressionnable y détermine des chatouillements qui activent les fonctions cutanées et qui en accélèrent le travail.

Sous ce rapport, l'application de la flanelle sur la peau devient un constant dérivatif souvent capable, à lui tout seul, d'empêcher les stagnations sanguines, et les concentrations nerveuses.

Et puis, tout le monde le sait, la flanelle est un excellent préservateur protégeant le corps entier contre les refroidissements, les courants d'air et toutes les variations de température.

Or, un malheureux atteint d'une maladie aussi terrible que celle de l'épilepsie, est bien plus impressionnable qu'une personne en bonne santé. Il est des dispositions nerveuses où des coups d'épingle semblent des coups de sabre. Il est des états de santé où les refroidissements deviennent des causes de tortures et l'occasion de graves maladies.

XX. Pourquoi le coucher sur le crin?

Ah! c'est que rien n'aiguise le système nerveux général, comme un lit trop mou, comme un lit trop chaud. Il en résulte que des lits de cette nature empêchent les personnes nerveuses de dormir ou remplissent leur sommeil de cauchemars et, par là même, le rendent peu réparateur.

Un oreiller de plume chauffe tellement la tête, qu'il aiguillonne et, par conséquent, irrite le cerveau. J'ai déjà eu l'occasion de le faire remarquer : rien n'énerve comme la chaleur.

XXI. Pourquoi une alimentation substantielle et la recommandation de prendre les liquides froids?

J'ai longuement expliqué, et dans mon *cours d'hygiène*, et dans l'hygiène du curé de campagne (*Avis au Clergé*), la nécessité pour les gens nerveux, non-seulement de se bien nourrir, de se nourrir simplement, mais d'aliments substantiels. J'ai fait remarquer qu'un potage, mangé trop chaud, déterminait des bouffées de chaleur au visage, et occasionnait une espèce de coup de piston vers la tête. Ainsi du vis-à-vis du feu et du voisinage des poêles. J'ai dit enfin combien le bon air était essentiel, et comment l'exercice physique tournait au profit du système nerveux.

Inutile donc de tomber ici dans d'inutiles répétitions; je renvoie, sans façon, mes lecteurs à ces articles que j'ai traités, examinés, expliqués avec tous les détails nécessaires.

APPENDICE.

J'ai dit qu'un nombre considérable de remèdes, qu'une quantité effrayante de formules avaient été tour à tour proposés, employés et vantés contre l'épilepsie. Il serait imprudent et fastidieux, il serait même tout à fait impossible d'en faire ici l'énumération; mais je ne puis clore ce petit traité sans rapporter cinq ou six des formules les plus simples, qui toutes ont été couronnées de quelque succès.

Récamier parle dans ses notes d'une petite fille épileptique qui fut rétablie en couchant, pendant une année, dans une étable à vaches.

*
* *

Souvent, j'ai vu l'illustre professeur conseiller l'usage d'une poudre animale qu'il appelait poudre Talpine, et dont voici la préparation :

Prenez les pattes de douze taupes.

Mettez-les dans un pot vernissé.

Versez dessus une dose de vinaigre suffisante pour couvrir.

Fermez le pot et faites cuire sur le feu bien doucement jusqu'à complète dessiccation.

Retirez du feu et laissez refroidir.

Jetez dans un mortier et réduisez en poudre tous ces résidus animaux. La poudre Talpine est préparée.

On prend environ plein un dé à coudre de cette préparation que l'on met dans de la confiture ou, mieux encore, dans un pain enchanté.

On prend cette dose le matin à jeun pendant les trois jours qui précèdent la nouvelle lune, et pendant les trois jours qui suivent la disparition de la lune.

On continue ainsi pendant une, et même pendant plusieurs années.

Remède de bonne femme, vont crier les médecins savantissimes. Mes chers Messieurs, pas si remède de bonne femme qu'il vous en a l'air; je l'ai trouvé enregistré dans le livre remarquable du docteur Herpin.

« La poudre de taupe grillée, dit-il, a guéri quelques « épileptiques sous la direction de plusieurs de nos col- « lègues. C'est M. Hentsch, banquier à Genève, qui a « introduit et popularisé ce remède dans nos contrées « avec le plus généreux désintéressement, il conseille de « le donner chaque matin, deux heures avant le déjeu- « ner, à la dose d'un dé à coudre (proportionné au doigt « du malade), dans un demi-verre d'eau sucrée ou d'in- « fusion tiède de tilleul. »

*
* *

Je tiens d'un excellent confrère la note suivante. M. Weissemann, médecin de la cour de Son Altesse M. le margrave de Bareil, et professeur de médecine à Erlang, a fourni la formule d'un spécifique contre l'épilepsie dont voici la fidèle traduction :

Prenez :

Vitriol de Chypre..........	4 gram.
Esprit de sel ammoniac.....	4
Eau de pluie...............	120
Alcool rectifié............	120

Faites dissoudre le vitriol dans l'eau. Filtrez au papier gris, et, le liquide une fois filtré, mêlez-y l'esprit de sel ammoniac. Aussitôt il se fera une ébullition, et la couleur bleue du liquide deviendra verdâtre.

Laissez reposer et versez l'esprit-de-vin rectifié, vous verrez la liqueur se troubler et devenir presque obscure.

Alors, il se précipitera au fond du vase des cristaux de très-vives couleurs dont vous choisirez les plus beaux. Vous les ferez sécher et vous les conserverez, avec soin, dans une bouteille bien bouchée ou bien dans un flacon où l'air ne puisse pas pénétrer. Faites pulvériser au moment de vous en servir, et donnez, chaque matin, à la dose de 4 ou 5 centigrammes.

20 centigrammes de cette poudre ont suffi pour guérir un petit garçon épileptique.

45 centigrammes ont amené les mêmes résultats chez un adulte de trente-cinq ans. Le remède a excité des vomissements chez l'enfant ; chez l'adulte il a opéré par les selles.

Une dose de 25 centigrammes a suffi pour délivrer de l'épilepsie un soldat qui y était sujet depuis plusieurs années.

***

J'ai trouvé dans un vieux formulaire la recette que voici :

Prenez : Une poignée de gui de chêne avec les baies, les feuilles, les petites branches.

Mettez dans un pot et faites sécher au four.

Pulvérisez.

Faites-en prendre un peu plus qu'il n'en peut tenir sur une pièce de 1 franc (une demi-cuillerée à café environ), et cela matin et soir. Trois jours avant, trois jours après la pleine lune.

On prend cette poudre dans un peu de vin ou de bouillon, on en continue l'usage pendant plusieurs années.

NOTA : Le gui de pommier est tout aussi bon que celui de chêne, et beaucoup plus facile à trouver.

A la suite de cette formule étaient relatés trois cas de guérison.

*
* *

Un médecin du Midi, le docteur Mergué, écrivait, il y a deux ans, dans la *Revue thérapeutique :*

En 1840, j'ai signalé dans les comptes rendus de l'Académie des sciences l'emploi du *galium rigidum* et *galium mollugo* contre l'épilepsie; j'ai depuis lors continué mes observations sur cette propriété sanctionnée par l'expérience de trois générations de praticiens. Mon grand-père tenait probablement ces renseignements de Gouan, son contemporain, qui s'exprime ainsi dans son *Traité de botanique appliquée :* « C'est à Jourdan, recteur de l'hôpital de Tein, qu'on a la grande obligation d'avoir enfin donné la formule d'un remède antiépileptique, que sa famille possédait depuis longtemps, et vraisemblablement c'est cette espèce (*galium mollugo*) qui fut tant vantée par les anciens et désignée sous le nom de *galium palustre, al-*

lum, latiore folio, etc. » Les auteurs modernes signalent à peine cette plante qui jouit de propriétés antispasmodiques irrécusables, et qui, dans l'état actuel de l'art médical, peut être considérée comme l'antiépileptique le plus fidèle. Nos pharmaciens sont munis d'extrait de galium que nous employons à la dose de 8 grammes pour les enfants et 16 pour les adultes.

L'expérience m'a pleinement confirmé l'opinion de Garidel, observant que, lorsque le suc de cette plante évacue, l'effet en est plus certain. L'étude soutenue que j'ai faite de ces préparations me fait un devoir de faire revivre ce précieux agent tombé dans l'oubli. — Voici la meilleure préparation :

Je pile la plante fraîche, à laquelle j'ajoute un seizième de son poids d'alcool; je broie encore quelques instants; j'exprime et expose le suc à la température de 100 degrés; je filtre et fais dissoudre dans la liqueur quantité suffisante de sucre, pour l'amener à l'état de sirop concentré, auquel j'ajoute un quart d'eau de fleur d'oranger. Ce sirop est d'une saveur très-agréable, surtout pour les enfants, qui le prennent avec plaisir. La dose est d'une cuillerée par heure, lorsque les accès sont rapprochés, et deux ou trois, soir et matin, dans le cas contraire.

Faits à l'appui.

— Le fils B..., âgé de 25 ans, taille moyenne, teint pâle, figure pleine, tempérament lymphatique, etc., avait pluieurs atteintes d'épilepsie très-violentes tous les mois, à des intervalles très-irréguliers et depuis sa plus tendre enfance. Je prescrivis une forte cuillerée de sirop de galium soir et matin pendant tout le mois, puis tous les huit jours; et depuis plusieurs mois les accès n'ont pas reparu.

— La femme F..., boulangère, âgée de 30 ans, d'une constitution nerveuse, teint pâle, membres fluets, taille moyenne, avait de fréquentes atteintes d'épilepsie hystérique depuis l'âge de puberté, et plus fréquentes vers certaines époques. Les intervalles de calme n'ont jamais dépassé un mois : prescription de sirop de galium à la dose d'une cuillerée soir et matin pendant huit jours. Suspension du sirop pendant quinze jours, après quoi il est repris soir et matin jusqu'à l'époque menstruelle. Depuis plusieurs mois les accès ne se sont plus reproduits.

— Le fils Tessier, propriétaire, âgé de 25 ans, stature athlétique, tempérament sanguin, avait tous les mois plusieurs attaques d'épilepsie et poussait des cris qu'on pourrait traduire par le mot *hurlements,* et des mouvements désordonnés tellement brusques et énergiques, qu'il brisait tout ce qu'il rencontrait. A chaque atteinte, la face était livide, la langue mutilée et la bouche souillée d'écume sanguinolente; il survenait ensuite un ronflement suivi d'un sommeil profond, qui durait jusqu'à l'invasion d'un second accès, puis d'un troisième; après quoi le malade restait hébété et idiot pendant quelques jours. Cette affection avait résisté à tous les traitements très-rationnels, même à la quinine, lorsque, le 5 septembre, à la suite de plusieurs accès très-violents, je lui prescrivis une cuillerée de sirop de galium soir et matin pendant tout le mois. Le 5 octobre, et à la même heure du mois suivant, il eut un autre accès unique, pendant lequel il ne se mordit pas la langue; il fut peu intense, de courte durée et nullement suivi d'hébêtude. A dater du milieu du mois seulement, je fis reprendre une cuillerée soir et matin du sirop, jusqu'au 1er novembre. Ce mois s'est passé sans accès. Au 1er décembre, je reçus des nouvelles du fils Tessier, qui continue de se bien porter et a l'air fort gai. Je l'ai engagé à éviter tous les excès et à se munir de sirop de galium, afin de le reprendre dès qu'il éprouvera un peu de tristesse.

— Le fils d'un fermier nommé Chanson, âgé de 5 ans, d'une bonne constitution, était atteint depuis quelque temps d'accès épileptiques qui avaient lieu pendant la nuit, au milieu du sommeil : cet état s'était déclaré à la suite d'une indigestion. Il prit pendant trois matins consécutifs un demi-verre de sirop de suc de galium en trois prises, à demi-heure d'intervalle. Depuis quatre ans ses accès ne sont plus revenus.

— Le fils Bastide, âgé de 14 ans, était sujet depuis très-longtemps à de fréquentes attaques d'épilepsie, qui se reproduisaient très-souvent dans la même semaine, et contre lesquelles tous les traitements avaient échoué, lorsqu'il prit 4 grammes d'extrait de galium délayé dans une tasse d'armoise, divisée en trois prises, à prendre dans le courant de la journée pendant plusieurs jours. Depuis plusieurs années les accès ne se sont plus reproduits.

— David (Antoine), âgé de 3 ans, né de parents sains, fut brusquement atteint d'attaques d'épilepsie sans cause connue; elles avaient lieu tous les deux ou trois jours. Le bras et la jambe gauches entraient en convulsions, la tête se tordait du même côté, les muscles de la face étaient agités pendant un quart d'heure, après quoi survenaient le calme et la torpeur. Pendant trois jours consécutifs, le malade prend un quart de verre de suc de galium divisé en trois prises, à demi-heure d'intervalle; et depuis trois ans le petit malade se trouve débarrassé de son affection.

— La femme d'un potier de terre de Saint-Jean-du-

Gard, âgée de 24 ans, était depuis plusieurs années atteinte d'épilepsie, dont les atteintes les plus longues ne dépassaient jamais huit jours. Elle avait à chaque fois trois ou quatre accès, pendant lesquels le corps entrait en convulsions de demi-heure d'intervalle tout au plus, après quoi survenait la torpeur. A cette époque, les médecins de sa localité ayant épuisé les ressources de l'art, elle fut envoyée à Montpellier, d'où elle rapporta une ordonnance dont les prescriptions, parfaitement indiquées, furent ponctuellement suivies, mais dont le résultat fut tout à fait nul. Ce fut alors seulement qu'ayant consulté mon père, il lui prescrivit pour toute boisson la tisane de galium et un verre de suc de la même plante à prendre en trois doses, à demi-heure de distance, le matin à jeun, et pendant trois jours; et ce fut le troisième jour seulement qu'elle éprouva un effet purgatif (ce qui est pour nous une preuve de l'efficacité du médicament). Elle prit encore pendant quelque temps une tasse de tisane de galium tous les matins. Les accès ne s'étaient plus reproduits, lorsque, trois ans après, cette dame éprouva une forte émotion. Une indigestion s'ensuivit et l'épilepsie reparut pendant deux jours de suite. Même dose de suc de galium, et cessation des accès qui n'ont plus reparu depuis dix ans.

DARTRES.

DARTRES.

I. Des dartres et de leur chronicité.

Toutes les maladies de la peau, toutes les affections de cette merveilleuse enveloppe qui recouvre le corps humain, toutes les dégénérescences du derme et de l'épiderme peuvent être rangées dans la grande classe des dartres.

— Ah ! grand Dieu ! que dites-vous là ?

— Toutes les maladies de la peau, vous dis-je, toutes ! depuis l'ulcère rongeant jusqu'à la simple piqûre d'orties; depuis la lèpre hideuse jusqu'à la bénigne rougeole, jusqu'à ces légers boutons qui déterminent un excès de la transpiration et qu'on appelle des *sudamina*.

Ouvrez les auteurs et vous pourrez vous convaincre que la plupart de ceux qui ont écrit sur cette matière ont parlé et des fièvres éruptives, et des brûlures, et des engelures, et des furoncles, et des verrues; ils n'ont pas même oublié les cors aux pieds...

Rassurez-vous cependant, nous ne sommes, nous, ni extrasavant, ni académicien, et bien que nous ayons là (dans le portefeuille destiné aux papiers importants) un diplôme obtenu, parafé, payé, délivré en bonne forme.

nous nous déclarons simple bourgeois, et nous nous garderons bien de vous imposer des scientifiques longueurs et des prétentieuses inutilités.

Nous ferons comme le vulgaire, nous n'appellerons *dartres* que les maladies CHRONIQUES de la peau, maladies qui altèrent plus ou moins l'apparence, la couleur, la texture, et, par conséquent, les fonctions du grand organe cutané, maladies qui revêtent des formes diverses et bizarres, produisent des boutons ou des taches, des croûtes ou des écailles, des plaies ou des végétations, maladies enfin qui tiennent à un vice intérieur et ont une grande tendance à se prolonger, à s'étendre, à se reproduire.

Ainsi : chronicité et vice intérieur, c'est-à-dire virus, humeur, diathèse (choisissez le mot que vous voudrez), tels sont pour nous les deux caractères de la dartre.

Franchement, ne hausserait-on pas les épaules, si vous alliez déclarer dartreux un enfant qui vient de subir la rougeole, un jeune homme qui porte un érésipèle, une femme qui n'a qu'une varioloïde?

Dartreux ! c'est un mot qui sent la flétrissure, une expression doublée de honte, un terme d'insulte et de mépris. Supposez une proposition d'alliance, une association commerciale à conclure, une place à trouver !

Le mariage projeté apparaît tout d'abord très-avantageux ! Le jeune homme est charmant, son intelligence est reconnue, ses ressources pécunaires sont avérées, les deux familles sont enchantées et présagent pour le jeune ménage une longue suite de jours filés d'or et de soie : tout à coup un mot sinistre est prononcé; il est murmuré tout bas à l'oreille, mais il produit l'effet d'un coup de tonnerre, l'orage éclate, tout est rompu : on a dit que le futur provenait d'une famille dartreuse, qu'il avait eu lui-même quelques symptômes de cette maladie..... Qui donc épouserait de bon cœur un homme que l'on prétend dartreux?

S'agit-il d'un domestique à prendre, d'un commis à arrêter; quels que soient les certificats qu'ils apportent, les recommandations qui les appuient, l'air honnête, le bon vouloir, les belles promesses qu'ils présentent, vous les refuserez si vous apercevez sur le cou, sur les mains, des boutons, des écorchures ou des taches qui ne vous semblent pas de bonne nature. Est-ce qu'on fait entrer chez soi des maladies contagieuses? consentirait-on jamais à se faire servir par des gens dartreux!

— Eh bien! demandai-je un jour à l'un de mes clients, l'association est-elle conclue? les affaires commencent-elles? avez-vous déjà quelques-uns des bons résultats que semblait promettre la société industrielle dont vous aviez le projet?

— Hélas! docteur, ne m'en parlez pas si vous ne voulez pas renouveler des chagrins cuisants et réveiller des regrets qui m'ont déjà trop torturé. L'entreprise était parfaite, les relations productives semblaient assurées, je croyais bien tenir déjà par les deux ailes cette volage aveugle qu'on appelle la Fortune.

— Et puis?

— Et puis, il a fallu renoncer à tout, abandonner projets, illusions, espérances.

— Les fonds nécessaires vous ont manqué?

— Pas du tout, nous avions deux fois plus d'argent qu'il ne nous en fallait.

— Vos futurs associés ont reculé?

— Point, c'est moi-même qui leur ai rendu toutes leurs promesses et qui me suis volontairement retiré.

— Pourquoi donc?

— Ah! c'est qu'avant de s'enrichir, il faut un peu songer à sa santé..., à sa tranquillité..., à une existence supportable. Or, avant de conclure et de traiter avec les deux personnages qui devaient être mes associés (ils étaient frères, vous vous le rappelez), j'ai appris qu'ils étaient dartreux !

Je pourrais multiplier les exemples, mais ils me semblent inutiles. Ce que je viens de dire suffira pour faire comprendre ma pensée et pour arriver à cette logique interrogation :

— C'est donc une bien terrible maladie qu'une maladie dartreuse ?

A cette question je répondrai :

— Cela dépend du degré et des caractères spéciaux de la maladie. Je crois que généralement ce genre de mal inspire beaucoup plus d'effroi qu'il ne le mérite, et je crois surtout qu'arrêté par la répulsion, la peur et le dégoût, on ne s'occupe point assez des tentatives à faire, des remèdes à employer pour soulager, replâtrer en quelque sorte, en un mot, guérir les dartreux.

— Les dartreux sont donc guérissables ?

— C'est mon opinion.

— Mais ne parlez-vous pas vous-même d'une humeur intérieure, d'un vice constitutionnel ?

— On guérit très-bien des humeurs intérieures et des vices constitutionnels.

— Sûrement et sans danger?

— C'est ce que nous étudierons.

II. Classification et classificateurs.

On a étudié les dartres avec le zèle et la minutieuse attention que messieurs les botanistes ont apportés à la gracieuse étude des plantes ; on les a nommées, alignées, classées, caractérisées avec un grand luxe de locutions, voire même avec renfort de gravures et de coloriage, avec ce que l'on appelle en librairie de la haute illustration. Alibert, de dermatologique mémoire, est le Buffon de la partie; un médecin anglais, le docteur Willan, en est le Linné; et chaque auteur, depuis ceux-là, a modifié, a recherché: c'est avec une passion secrète qu'ils ont aspiré à des découvertes.

Je me souviens qu'étant à la Charité et assistant, comme il est permis de le faire à tous les élèves en médecine, aux consultations gratuites que donnait, suivant l'habitude, aux malades venus du dehors, un grand *amateur* des maladies de la peau, je vis le professeur s'extasier, se réjouir presque, parce qu'on soumettait à son examen un cas rare et parfaitement caractérisé, une roséole en anneau: *roseola annulata*. Je crois que le malade n'était pas aussi content que le médecin, car ce genre de dartres (sans gravité du reste) « est particulièrement « susceptible de revêtir une forme chronique, c'est-à-« dire de se prolonger pendant un temps indéterminé. » Je crois que mes lecteurs n'éprouveraient aucun plaisir s'ils se trouvaient en pareille circonstance, et je déclare bien vite que mon intention n'est pas de les initier à toutes les classifications des maladies dartreuses; j'aime mieux employer quelques pages à expliquer la marche, les causes, les complications surtout des maladies qui nous occupent: il me semble que le plus grand nombre des auteurs qui ont écrit sur cette matière, se préoccupant beaucoup trop des signes extérieurs, n'ont assez parlé ni des désordres intérieurs, ni des moyens à prendre pour arrêter et repousser l'ennemi!

Toutefois, je ne veux pas paraître trop ignorant; je tiens à honneur de prouver que je connais quelque chose des classifications de nos auteurs, et puis je suis certain d'avance de faire plaisir à quelques curieux. C'est pourquoi je veux vous montrer que je sais ce que c'est qu'un bulbe, une tache, des vésicules, des papules ou des pustules.

Voici la classification de Willan :

Les maladies de la peau, réputées dartres, se divisent en huit grandes classes, qui toutes ont des subdivisions :

— Les exanthèmes,

— Les bulbes,

— Les vésicules,

— Les pustules,

— Les papules,

— Les squammes,

— Les tubercules,

— Les taches.

Les *exanthèmes* sont les plus bénignes, les moins coupables de la troupe. Ce sont des taches rouges, assez superficielles pour que leur coloration disparaisse sous la pression d'un doigt scrutateur, interrogateur. Du reste, leur forme est variée, et le plus souvent les taches ou rougeurs laissent entre, de distance en distance, des intervalles de peau de couleur naturelle.

Avez-vous jamais été piqué par des orties, ami lecteur, ou ne vous est-il jamais arrivé qu'à la suite d'une grande fatigue, après un long voyage, vous vous soyez trouvé couvert de petits, que dis-je petits, souvent d'assez gros boutons, qui ressemblent aux désordres cutanés produits par des morsures de puces? Dans ce cas; vous avez eu des exanthèmes. Vous connaissez la première classe des maladies dartreuses. D'ailleurs il n'est pas probable qu'étant enfant vous n'ayez pas éprouvé quelques malaises, vous n'ayez pas subi quelques-unes de ces éruptions sanguines que l'on appelle vulgairement *feux de dents*. Je vous le répète, vous connaissez les *exanthèmes*.

Et les *bulbes?* des tumeurs aqueuses qui sont appelées vulgairement des bouilles et qui rappellent les petits sacs pleins de liquides produits par l'application d'un large vésicatoire ou par l'action qui résulte du contact accidentel d'un corps enflammé, d'un liquide en ébullition. Oh! vous les connaissez, sans doute; vous avez vu des brûlures, ou vous avez assisté aux premiers pansements de quelques vésicatoires, n'est-ce pas? eh bien! les phyctènes, c'est-à-dire des petites poches pleines de sérosité donnaient une idée complète des bulbes dartreux.

Tenez, le suprême du genre est une maladie appelée *pemphygus;* elle ressemble si bien (extérieurement) aux vésicules produits par l'emploi des vésicants médicaux, que voici ce qui est arrivé pendant que j'étais élève. Un malade indigent, désireux d'entrer et de rester le plus longtemps possible à l'hôpital, avait obtenu une carte d'admission en présentant aux élèves chargés de vérifier les maladies, le plus magnifique pemphygus qu'il soit possible de trouver. Or (cas bien remarquable), l'éruption pemphygoïde se montrait avec des phases successives, tantôt ici, tantôt là. Grande nouvelle! on en parlait aux confrères, on en parla aux journalistes; je ne sais pas même si l'on n'en fit point une petite communication à l'Académie; tout cela, hélas! pour aboutir à la plus disgracieuse des mystifications : le prétendu malade trompait tous ses observateurs en faisant naître à volonté des bulles pleines de sérosité à l'aide d'un emplâtre vésicant qu'il n'appliquait qu'en contrebande.

Et les *vésicules?* Cette classe-là encore vous la connaissez, j'en suis certain; elle a une grande analogie avec la précédente; mais les tumeurs aqueuses qu'elle détermine sont beaucoup plus petites que celles de l'ordre précédent.

Il vous est arrivé probablement d'avoir à supporter des malaises digestifs, ou les secousses d'une fièvre printanière. Eh bien! le lendemain de ces petites épreuves maladives, vous avez pu sentir que les lèvres vous brûlaient; que vous aviez un bouton de fièvre au visage, une ou plusieurs vésicules apparaissaient à la porte buccale. Ces vésicules se trouvaient formées par des gouttelettes de sérosité épanchées entre le derme et l'épiderme soulevé; or, comme le fait très-bien remarquer le docteur Gibert : « Ces petites vésicules, souvent rapprochées en « groupes, plus ou moins nombreux, se rompent ordinai« rement assez vite ou sont accidentellement déchirées, « exhalant un liquide qui fréquemment se concrète en « petites croûtes. »

Les croûtes qui surviennent aux lèvres après une fièvre passagère ou un embarras du tube digestif, s'appellent l'*herpès labialis*.

Vous voilà au quatrième ordre, *les pustules*... — Bulles ! vésicules ! pustules ! Toute cette nomenclature doit commencer à vous embarrasser un peu.

Écoutez bien !

« Les pustules sont des espèces de petites tumeurs « purulentes ayant ordinairement une base enflammée, « et qui sont formées par l'épanchement d'une humeur « opaque, laquelle soulève l'épiderme ; cette humeur « se solidifie, se dessèche, devient croûte ! et, au-des« sous des croûtes, se forment parfois des plaies, des « ulcérations. »

Vous avez vu probablement quelques-unes de ces maladies pustuleuses ; elles sont malheureusement très-communes. La couperose, l'acné, la mentagre, font parties essentielles de cette grande classe d'affections : or, qui n'a pas rencontré parfois des visages *couperosés ?* des fronts, des nez, des joues, plus ou moins entachés de ces gros boutons durs que les dermatologues appellent des pustules d'*acné?* Enfin, est-il beaucoup de personnes qui n'aient eu l'occasion de voir des gens dont le menton semblait couvert de ce que, vulgairement, on appelle des clous? ils ont vu la *mentagre,* maladie tenace, maladie pénible qui agace, éprouve et désespère souvent les sujets qui s'en trouvent affectés.

Les *papules* (cinquième ordre) sont de petites élevures sèches, pleines et solides, qui, sans trop changer la couleur de la peau, font saillie à la surface du corps, et sont parfaitement appréciables à la vue et au toucher. Ces papules, plus ou moins nombreuses, plus ou moins saillantes, occasionnent souvent des démangeaisons terribles qui semblent redoubler le soir, pendant la nuit, et poussent quelquefois les malades « à se frotter avec des « brosses dures, à se déchirer avec les ongles, à se ra« tisser la peau avec des étrilles de manière à se mettre « tout en sang. » C'est pourquoi les papules écorchées présentent, bien souvent, une petite concrétion sanguine noirâtre à leur sommet. — Quand la maladie n'est pas trop méchante, elle peut se terminer en quelques semaines; mais, dans beaucoup de cas, elle se prolonge pendant des mois, des années, et même pendant un temps indéfini. Alors les papules sont résistantes, beaucoup plus larges que celles dont nous parlions tout à l'heure, et la peau qui les entoure devient épaisse et raboteuse.

Les *squammes* (sixième ordre) rappellent un peu les écailles de poisson. Dans ce genre de dartres, l'épiderme se soulève tantôt par portion assez notable, et tantôt par petites parcelles farineuses qui ressemblent beaucoup à celles du son. Qui n'a point vu de dartres farineuses?

Il est vrai qu'il y a loin de la dartre furfuracée à l'icthyose, maladie disgracieuse, qui donne à la peau, qu'elle détériore, une apparence écailleuse fort pénible à voir.

Sous le nom de tubercules se trouvent classées les dartres les plus hideuses et les plus graves, la dartre rongeante et l'éléphantiasis; puis, surtout, cet affreux lupus qui a beaucoup d'analogie avec les cancers, et, pour cette raison, nous ne nous en occuperons pas.

Enfin, les *taches* (septième ordre), sont, comme l'indique leur nom, des altérations permanentes et profondes de la peau, sans saillie et sans disquammation.

III. Les humoristes et les positivistes.

Pendant des siècles entiers, il a été admis, reconnu, par les médecins les plus célèbres, que les dartres n'étaient point des maladies purement locales, qu'elles provenaient souvent du vice général d'une humeur intérieure, d'un virus particulier qu'on appelait vice dartreux.

Autres temps, autres explications, autres systèmes! Les philosophes sont venus; et c'est avec ironie qu'ils ont cherché à renverser ce qu'ils traitaient, peu poliment, de niaiseries, de préjugés! L'école des physiologistes ne voulait admettre que les théories démontrables; et, saint Thomas scientifiques, ces messieurs n'affirmaient que ce qu'ils pouvaient voir et toucher. Bizarres et illogiques prétentions, ce me semble; car, enfin, nous sommes bien forcés d'admettre l'épilepsie (dont nous parlions plus haut), les fièvres pernicieuses qui, sans laisser la moindre trace, tuent quelquefois si vite! A-t-on jamais trouvé le virus de la rage, les signes autopsiques, c'est-à-dire la démonstration physiologique de la fièvre jaune et du choléra! Et cependant le choléra est-il un rêve? la rage est-elle une illusion?

Il me semble, à moi, modeste travailleur, que, parce qu'on ne voit pas, parce qu'on ne touche pas, cela ne doit pas empêcher de réfléchir, de raisonner, de poser des prémisses et d'en tirer des conclusions.

La définition que nous avons donnée des dartres a prouvé que nous étions de l'avis des anciens, des vénérables pères de la médecine, qu'on insulte souvent, mais qu'on n'imite peut-être pas assez. Ils étudiaient consciencieusement, eux, ces nobles missionnaires du grand art de guérir ; ils n'avaient ni les moyens d'investigation, ni tous les matériaux scientifiques que nous avons à notre disposition ; et cependant les avons-nous jamais égalés ? Qu'on me montre un Hippocrate, un Galien, un Aétius, un Arétée au milieu de l'aréopage de nos modernes académies !

IV. Examinons les faits.

Pour simplifier l'étude que nous avions à faire, j'ai bien voulu en éloigner les maladies aiguës de la peau. Pourquoi ? Parce que le vulgaire ne considère comme dartres, que les maladies chroniques. Pourquoi ? Parce que je crois que dans les maladies de longue durée se trouve précisément ce grand caractère d'un vice intérieur, caractère qui n'existe pas toujours dans les maladies aiguës et passagères.

J'ai parlé — par nécessité; mais à regret, — j'ai parlé assez longuement de certaines maladies que j'ai appelées maladies spécifiques. (Voir le livre sur les *maladies viriles*.) J'ai prouvé qu'il y avait trois périodes bien distinctes dans les accidents, et que si les boutons de la première et seconde période étaient inoculables, contagieux, les ulcères de la troisième ne l'étaient jamais. Eh bien ! pourquoi n'en serait-il pas de même dans les maladies dartreuses ?

Certes, la contagion des maladies aiguës de la peau

n'est niée par personne; la rougeole, la petite vérole, la bénigne scarlatine ne sont-elles pas des maladies contagieuses? j'en réfère à l'expérience des familles, à la décision de quiconque sait observer.

De même, dans les maladies de la peau, sans complication fébrile et frisant déjà la chronicité, nous trouvons des affections évidemment contagieuses. Ayez une herpès aux lèvres, une mentagre au menton, de la teigne dans les cheveux, certains squammes ou papules au bout des doigts, vous donnerez votre maladie à bon nombre de gens avec lesquels vous serez en contact ou que vous approcherez de trop près! — Admettez-vous une maladie contagieuse qui ne tienne point à un vice général?

Maintenant, appelez ce vice humeur, diathèse ou virus, peu m'importe! Ce que je veux, c'est qu'il soit admis, et bien reconnu, que les maladies dartreuses ne résident pas seulement à la peau.

Pour le démontrer plus péremptoirement encore, je pourrais faire remarquer que les maladies dartreuses se transmettent d'une génération à l'autre génération; je ne le veux point, parce qu'on me répondrait, sans doute: L'idiotisme, l'épilepsie, etc., etc., ne constituent-ils pas des maladies héréditaires capables de frapper toute une lignée? Or, où sont les humeurs de l'idiotisme, où est le virus de l'épilepsie?

A ces demandés, je ne pourrais donner que des hypothèses pour réponses; je préfère donc ne point appuyer ma démonstration par la raison de l'hérédité.

Ce dont je prétends m'appuyer d'abord, c'est de la contagion des maladies dartreuses; et surtout, c'est du résultat intérieur d'une dartre extérieure sur un organisme vivant.

Voilà qui demande explication.

Dans d'autres ouvrages, en parlant de la rougeole ou

de la variole, j'ai eu bien soin de faire remarquer qu'il existait entre la peau extérieure et la peau intérieure, c'est-à-dire entre le derme, l'épiderme, voire même entre les tissus graisseux qui les doublent, et les muqueuses ou séreuses, y compris les glandes chargées de fournir à ces membranes l'humidité qui leur est indispensable, j'ai fait remarquer, dis-je, qu'il existait une sorte de solidarité. Un enfant qui a la rougeole, ne souffre pas seulement de la petite effervescence fébrile qui travaille la circulation sanguine, ne souffre pas seulement des boutons; c'est-à-dire des rougeurs et éruptions qui surviennent à la peau extérieure; il souffre encore d'un embarras facile à constater, qui se déclare dans toutes les séreuses et les muqueuses : Plus d'appétit et digestion mauvaise, urine brûlante et garde-robe difficile.

Tout cela n'est pas le résultat de la fièvre? Non. Il semble qu'il se fasse, sur toute la superficie des membranes intérieures de la peau qui tapissent nos cavités, qui doublent tous nos organes, un travail maladif analogue à celui qui s'exécute sur la peau extérieure. Or, ce travail secret, cette maladie interne se prolonge bien plus que l'affection et que les désordres extérieurs. Un enfant, dont la rougeole apparente a duré un ou deux septénaires, reste cependant pendant trois semaines au moins avec l'effrayante susceptibilité de tous les sujets qui subissent une maladie éruptive. La fièvre rouge semble finie; elle ne rentrera pas, comme on dit dans le vulgaire; les boutons sont bien sortis, bien exfoliés; la peau extérieure paraît avec toutes les conditions d'une santé parfaite; mais la peau intérieure n'est pas dans le même état; elle est dans un érétisme dangereux; elle se trouve gonflée d'une vitalité inaccoutumée, et, par cela même, elle devient d'une irritabilité excessive : c'est pourquoi, s'il survient un courant d'air, une indigestion, une cause quelconque de désordres, aussitôt une maladie interne se déclare, maladie, notez bien cela, qui n'est en quelque sorte que le résultat de la fièvre éruptive dont on n'a pu constater que les symptômes extérieurs.

Il faut conclure du petit au grand, des affections fugaces aux affections chroniques, et je ne crois pas trop m'avancer en déclarant que, toutes les fois qu'un travail morbide se fait à la peau extérieure, il y a retentissement et désordre vers la peau intérieure.

Alors, voyez que de résultats maladifs! Mauvaise digestion, puisque les muqueuses du tube digestif se trouvent entravées dans leurs fonctions; mauvaise circulation, mauvaise respiration, mauvaise innervation; et comme d'un côté la réparation alimentaire se trouve entravée, comme de l'autre la circulation des canaux lymphatiques est endommagée, il en résulte un vice, un encrassement, et, permettez-moi d'employer l'expression de nos anciens, une humeur bien capable de révolutionner tout l'organisme.

V. Toutes les dartres sont-elles compliquées d'une humeur intérieure?

« Quand on considère, dit le docteur Gibert, le déve-
« loppement spontané du plus grand nombre de dar-
« tres, quand on voit l'hérédité manifeste de quel-
« ques-unes, la résistance qu'elles opposent à tous trai-
« tements, l'opiniâtreté avec laquelle elles se repro-
« duisent, les effets fâcheux qui suivent parfois leur
« suppression, il paraît difficile de rejeter absolument
« cette opinion ancienne, qui est passée des médecins
« au vulgaire. »

Effectivement, tous les gens du monde vous expliquent que les dartres sont le résultat d'une *âcreté dans le sang*. Peut-être serait-il plus vrai de dire qu'une pénible âcreté du sang devient avec le temps le résultat de dartres. C'est une opinion qui m'est toute personnelle, et que je dois motiver un peu explicitement.

En effet, dans la définition des dartres, n'ai-je pas fait entrer la condition d'une humeur spéciale? Oui ; mais je n'appelais dartres que les maladies de la peau, *chroniques*, remarquez-le bien. Or, voici ma supposition. C'est qu'arrivée à un état flagrant de chronicité, une dartre est passée en quelque sorte à une seconde ou troisième période. A son début, peut-être était-elle toute simple, toute locale ; mais par sa ténacité, par tous les désordres qu'elle a engendrés, elle est devenue générale ; elle est passée dans le système lymphatique, puis dans le grand torrent de la circulation ; de là les difficultés du traitement, de là les fréquences de rechutes après des guérisons qui n'étaient qu'apparentes.

J'ai cru devoir donner cette explication, parce qu'à l'article du traitement je montrerai comment certaines maladies de la peau ont été guéries par des moyens simplement locaux, et que ce sont ces exemples sans doute qui ont fait penser à nos Esculapes positivistes, que toutes les dartres n'étaient que des formes variées, d'une inflammation simplement locale, des diverses régions de la peau.

VI. N'est-il pas dangereux de chercher à guérir les dartres?

Oh ! c'est là une question pleine de débats scientifiques et grosse de tempêtes. Le vulgaire, lui, prétend qu'il faut toujours laisser sortir les humeurs, et qu'il y a grave danger à les faire rentrer ; le vulgaire n'est pas si déraisonnable que le disent nos savants positivistes, lesquels déclarent qu'il n'y a pas à se préoccuper d'humeur dans ces délicates circonstances. Pour mon compte, je suis de la vieille école, avec des restrictions cependant; car je ne saurais me ranger dans la grande classe des médecins qui déclarent que *toute dartre disparue* se répercute à l'intérieur, et va porter sur quelques viscères internes les désordres et l'irritation maladive dont la peau a été le siége.

Cela, en effet, arrive quelquefois; car enfin nous voyons une simple transpiration arrêtée (*rentrée* par conséquent, pour me servir de l'expression populaire) déterminer souvent des maladies rhumatismales terribles, des inflammations de poitrine très-redoutables, etc., etc.; à plus forte raison devons-nous admettre qu'une dartre étant trop brusquement ternie, l'humeur dartreuse peut se répercuter à l'intérieur et causer de grands accidents. Oui, encore une fois, MAIS PAS TOUJOURS; et bien souvent les désordres proviennent d'une mauvaise manœuvre thérapeutique.

Ne récriminez pas trop, très-honorés confrères. Vous faites appliquer un vésicatoire, un cautère ou un séton, sur un sujet lymphatique, et vous agissez avec toute la sagesse qui vous caractérise, c'est-à-dire qu'à l'aide de ces dérivatifs vous obtenez la guérison des malaises contre lesquels étaient dirigés vos habiles médicaments; est-ce que vous laisserez à perpétuité ces exutoires? Non, probablement; mais en les supprimant, j'en suis sûr, vous n'aurez pas l'imprudence de n'indiquer aucune précaution à prendre. Le vésicatoire et le séton sont en quelque sorte des maladies de la peau (maladies en miniature!) déterminant, elles aussi, à la périphérie du corps, un travail, une dépense habituels. Or, en les supprimant brusquement, sans faire une diversion, sans déployer toute une petite stratégie médicamenteuse, vous auriez à craindre que l'afflux sanguin et les forces vitales qui, pendant un certain temps, se sont portés vers les exutoires, un beau jour, trouvant leur fabrique supprimée, la porte de leur petit logis inopinément fermée, n'en viennent à se fâcher, à se révolutionner, et, se repliant à l'intérieur, n'aillent porter leur petite colère sur la tête ou sur les entrailles, sur les poumons ou sur le cœur.

Que ferez-vous donc pour prévenir toute émeute? En même temps que vous supprimerez doucement et méthodiquement l'exutoire, vous agirez par les purgatifs sur le tube digestif; l'afflux sanguin de la peau sera de la sorte attiré vers les entrailles, et les dépenses purgatives suffiront pour le mettre en fuite. Peut-être quelques boissons adoucissantes, épuratrices, seront-elles nécessaires pour consolider votre succès; mais enfin il y aura succès, et vous aurez pu supprimer le vésicatoire, le cautère ou le séton, sans qu'il en résulte le moindre inconvénient.

Il en sera de même des maladies dartreuses, soyez-en sûrs. Dérivez, dérivez en même temps que vous cherchez à supprimer; rompez les habitudes d'afflux sanguin par des émissions sanguines, quelques sangsues de temps en temps répétées, et puis surtout agissez par de vigoureux purgatifs, par des diurétiques, par des épurateurs, et vous vous convaincrez facilement qu'on peut, sans trop de dangers, travailler à la guérison des maladies dartreuses.

En voulez-vous un exemple frappant? Les maladies de la peau sont malheureusement fort nombreuses, et répandues dans bien des classes de la société. Pourquoi? parce que les causes de ces maladies sont en grand nombre; je vous les énumérerai tout à l'heure. Eh bien! il n'y a pas longtemps encore, que, contre un grand nombre de maladies dartreuses une médecine purgative, fort à la mode alors, et dont je ne veux point me faire le défenseur ni le champion, la médecine Leroy, dont la vogue a dépassé celle du camphre et autres médicaments trop prônés, la médecine Leroy, qui n'agissait que sur le tube digestif, parvint à guérir des dartres qui avaient résisté à tous les traitements locaux. Qu'en conclure?

Tenez, je vais vous le dire tout bas, sans méchanceté et sans rancune, j'ai grand'peur que quelques médecins ne prétendent les maladies dartreuses dangereuses à guérir, parce que... ils ne savent pas trop les moyens à prendre pour arriver à la guérison. Et ce sont les craintes dénoncées par ces praticiens embarrassés, qui ont beaucoup contribué à faire considérer les maladies dartreuses comme incurables; grosse erreur qu'il faut combattre, incurie qu'il s'agit d'empêcher.

VII. Causes des maladies dartreuses.

Je ne veux pas trop longuement m'étendre sur cet article, mais enfin je ne pouvais le passer sous silence, et je l'aborde moins pour faire de la science, que pour arriver facilement, au chapitre plus important du traitement.

Et d'abord, nous l'avons déjà dit, les maladies dartreuses proviennent souvent d'un triste héritage; et pourquoi? Parce que les parents ne se sont pas suffisamment soignés, parce qu'ils ont peut-être été arrêtés dans les soins qu'ils auraient dû prendre, par ce terrible préjugé: il est dangereux de guérir les dartres.

Oh! guérissons, guérissons le plus possible! il y a déjà trop de maladies au-dessus de toute puissance médicamenteuse, et redoublons d'efforts, surtout quand il s'agit de maladies héréditaires, afin d'arrêter la pullulation du mal avec l'extension des générations.

En second lieu, les dartres peuvent s'acquérir et par le

contact de certaines dartres éminemment contagieuses, et par les mauvais soins hygiéniques. Qu'on ne s'effraye pas trop pourtant du triste mot contagieux : toutes les dartres sont bien loin d'avoir la funeste qualité de se propager par le contact. Il y a même quelque chose de remarquable, c'est que ce sont les dartres les plus chroniques, les plus hideuses, les plus manifestement compliquées d'une humeur ou vice interne qui sont précisément les moins contagieuses. La maladie a vieilli et elle n'a plus de force reproductive, et puis il semble qu'au fur et à mesure que le vice dartreux pénètre à l'intérieur et réagit sur toute l'organisation, il perd de sa force extérieure. C'est une bien faible consolation pour les malades, mais j'ai voulu consigner cette remarque pour rassurer un peu les personnes obligées de donner des soins à des gens dartreux.

La chaleur, la transpiration, le travail au milieu de poussière et d'un air nauséabond, prédisposent aux dartres, et je crois pouvoir en donner l'explication : c'est que bien souvent ces mauvaises conditions hygiéniques sont accompagnées d'une habituelle malpropreté.

Il fait chaud; la peau d'un homme vivant au milieu d'une haute température devient couverte de sueur ou du moins tout humide de transpiration. Or, supposez que sur cette humidité arrive de la poussière, des détritus de charbon, des poudres métalliques, etc., etc., tous ces corps étrangers s'accolent à la peau, et, comme je l'ai écrit dans mon *Cours d'hygiène*, ils forment un petit gâchis qu'il est urgent de nettoyer sans cesse.

Oui, la malpropreté! la malpropreté! telle est la cause la plus habituelle des maladies dartreuses. On a encore parlé de l'influence d'une mauvaise nourriture, elle est réelle, mais il ne faut point cependant en exagérer la portée. Ainsi, je ne crois pas que les habitants des côtes de la mer deviennent dartreux parce qu'ils mangent beaucoup de poisson et de poisson salé. Je crois que leur incurie pour la propreté de leurs habillements, les humidités et toutes les souillures des espèces de tanières qui leur servent de logis, sont pour beaucoup dans la question. De même, quand on a prétendu que l'abus des liqueurs et de la charcuterie devenait dans les classes ouvrières des causes assez ordinaires des maladies de la peau, on a parlé juste, jusqu'à un certain point seulement, car il eût fallu ajouter à ces causes, que je reconnais comme très-communes, la complication constante d'une malpropreté qui est malheureusement trop générale chez les classes qui travaillent. Je sais bien que tout ce monde ne peut pas avoir du linge blanc; mais l'eau n'est ni difficile, ni coûteuse à trouver dans ce monde, et quand on a pris la bonne habitude des brossages, balayages, en un mot des soins quotidiens des vêtements et des appartements, on peut très-bien porter des vêtements sales, habiter un logement qui ne soit pas splendide, mais au moins se garantir le plus possible contre les poussières dangereuses et les miasmes désastreux.

Il est encore une cause d'affection dartreuse que vous ne soupçonnez probablement pas, mais qui est positive, et qu'on a plus d'une fois constatée. C'est, d'une part, la peur qui alors révolutionne tout l'organisme, et détermine du jour au lendemain des dartres qui deviennent très-tenaces souvent, et très-longues à traiter; de l'autre, c'est la tristesse, la mélancolie, les professions trop sédentaires.

Ainsi Alibert raconte qu'une pauvre jeune mère devint dartreuse en deux ou trois jours par le chagrin que lui fit éprouver la mort de son enfant. Gibert rapporte que, lors des exécutions révolutionnaires de 93, un domestique dévoué, voyant traîner son maître au dernier supplice, eut subitement tout le corps couvert d'une dartre furfuracée. Quant aux hypocondriaques, si vous en connaissez quelques-uns, examinez-les bien, vous ne leur trouverez jamais une peau bien saine. La tristesse et la reclusion de certains prisonniers n'ont-elles point historiquement démontré qu'un long chagrin, qu'une existence désolée et toujours enchaînée au même endroit, pouvaient déterminer des dartres épouvantables?

Abordons maintenant l'article du traitement, car il nous amènera non-seulement à indiquer quelques remèdes efficaces, mais à donner quelques exemples de manifeste guérison.

VIII. Traitement

Vous comprenez que le traitement des maladies dartreuses doit être de deux natures : traitement général ou hygiénique, traitement spécial ou antidartreux.

Entre le traitement hygiénique et les moyens pharmaceutiques spécialement reconnus comme efficaces contre les dartres, nous aurons à placer quelques moyens généraux.

IX. Traitement hygiénique.

Vous avez dû l'entrevoir déjà au moment où je vous ai fait l'énumération des causes diverses qui déterminent des maladies dartreuses. Ainsi, la propreté, la propreté avant tout! propreté de toute la peau d'abord, puis propreté des logements et des vêtements.

Ainsi, puisqu'il est certaines dartres contagieuses, il est bon, sans mettre à cette précaution une vétillerie impardonnable, une crainte superstitieuse et ridicule, d'éviter des contacts trop directs et trop répétés avec les personnes dartreuses. Il n'est point prudent de coucher dans les mêmes lits, de revêtir les mêmes linges, de manger dans les mêmes plats. Que de fois la pipe ou la cuiller d'un individu atteint de mentagre a greffé en quelque sorte la maladie sur des individus jusque-là sains et bien portants! On a vu la teigne, qui d'ordinaire ne se déclare que dans les cheveux, éclore tout à coup sur des jambes, des bras ou des visages qui avaient été en contact avec des teigneux.

Précaution! précaution donc! Mais, je le répète encore une fois, plus une dartre est chronique, moins elle est dangereuse à toucher. Puisque les salaisons, les épices, les aliments trop âcres, les boissons exagérément stimulantes, surexcitant la circulation sanguine et jetant une sorte d'effervescence dans la circulation des lymphatiques, peuvent déterminer des efflorescences à la peau, et il est indispensable de les éviter, quand on porte des dartres dont on désire la guérison. J'appuie là-dessus, moins pour les gens du peuple, moins pour les ouvriers et les indigents, chez qui les voies digestives semblent habituées à toutes ces rudesses, et les supportent souvent sans inconvénients, que pour les personnes d'une classe plus aisée et dont le régime alimentaire n'est pas toujours raisonnable.

Combien n'ai-je point vu de jeunes gens, désolés de certains boutons qu'ils portaient au front et aux mains, des couperoses qui leur rougissaient les joues ou le nez, de gros tubercules qui s'élevaient le long du cou, et qui tout en essayant quelques remèdes n'en continuaient pas moins le régime incendiaire, et par conséquent les fautes hygiéniques qui avaient causé leur maladie! Que voulez-vous que fassent en pareille circonstance une pommade ou un baume, une boisson ou des bains? Arrêtez la cause, coupez le mal dans sa racine, ou bien ne vous plaignez pas de le voir se propager et répulluler sans cesse.

Inutile, je pense, d'appuyer sur l'obligation d'un appartement salubre, sur l'importance du bon air; mais je ne puis pas clore ces précautions simplement hygiéniques sans faire remarquer qu'il est absolument nécessaire aux gens dartreux qui veulent se guérir de combattre soit par des lavements, soit par des boissons délayantes, soit par des purgatifs doux, toute menace de constipation; car, de même que les malaises de la peau extérieure retentissent sur la peau intérieure, de même les malaises de la peau intérieure ont une influence marquée sur l'organe cutané externe. Or, il est impossible qu'il y ait constipation sans qu'il y ait une ardeur, une sorte d'ébullition intestinale, et souvent cette ardeur, cette ébullition retentit à la peau.

X. Moyens généraux.

Vous comprenez qu'à propos de dartres, je ne puis vous faire ici un cours complet de médecine, vous apprendrez à manœuvrer les émissions sanguines et les dérivatifs, les calmants et toute la série des émollients. Je vous ai démontré, par toute la discussion que j'ai établie un peu plus haut, combien de précautions et d'expérience, combien d'attention, de surveillance et de sagacité exigeait le traitement des maladies dartreuses, pour être tout à la fois efficace et exempt de toute espèce de danger.

Toutefois, cela ne doit pas m'empêcher de vous parler des boissons salutaires et dites épuratives, d'autant que je puis vous le faire en quelques paragraphes, vous renvoyant à ce que j'ai dit et expliqué dans mon *Traité de Botanique*, à ce que j'ai touché maintes fois et dans *l'Art de soigner les malades*, et dans le livre plus médicalemen écrit que tous les autres, que j'ai intitulé *Maladies viriles*.

Les plantes regardées comme dépuratives semblent donner aux boissons qu'elles servent à préparer la faculté de corriger l'âcreté du sang. Telles sont la pensée sauvage, la chicorée, la douce-amère, le cresson, la patience, la gentiane, le houblon, etc., etc.

Les sudorifiques et les diurétiques servent encore de plantes épuratrices, mais par contre-coup un peu comme les purgatifs dont j'ai tant recommandé l'usage en commençant. Les boissons sudorifiques, en effet, déterminant une transpiration abondante, donnent le moyen de faire sortir avec cette transpiration les dispositions maladives des liquides vitaux et de l'organisme tout entier. Il en est de même des boissons diurétiques, d'autant mieux que sudorifiques et diurétiques déterminant une activité particulière, soit dans la vessie, soit à la peau, deviennent des dérivatifs et même des adoucissants, dépensant par leur activité un peu du trop-plein des forces générales.

Il va sans dire que la diète, le repos physique et intellectuel viennent encore en aide dans les cas de maladie dartreuse où il y a irritation, inflammation, acuité. Mais si je ne puis entrer ici dans de très-amples détails, je puis au moins m'arrêter à indiquer quelques moyens dont les uns pourront être employés par les malades eux-mêmes, dont les autres seront soumis à la surveillance et aux prescriptions d'un médecin.

XI. Moyens contre les rougeurs, chaleurs et démangeaisons.

Ainsi, dans toute maladie dartreuse, il y a généralement autour des boutons qui couvrent la peau une irritation manifeste.

On a essayé de calmer ces irritations avec les cataplasmes classiques de graine de lin ; on réussit peu de cette manière. L'humidité de ces cataplasmes, comme l'humidité des embrocations et lotions adoucissantes, semblent contraires quelquefois, c'est-à-dire que sous son influence les vésicules augmentent, les pustules et papules se multiplient ; mais surtout la démangeaison devient intolérable. Et puis, il est des régions où l'application de ces cataplasmes est difficile, et, mal appliqués, ils deviennent une source de tiraillements, une source de souffrances.

Que faire donc en pareille circonstance ? Eh ! mon Dieu, employez tout simplement des cataplasmes secs au lieu des cataplasmes humides. Il vous faut des farineux, des féculents, de la fécule de pomme de terre par exemple, de la farine, ou mieux encore des poudres de lycopode et d'amidon.

Saupoudrez, saupoudrez toutes les dartres humides avec une houppe imprégnée de ces différentes poudres. Quelquefois même vous pourrez faire associer à ces différentes poudres et avec avantage une poudre pharmaceutique ; par exemple, du camphre, par exemple de l'oxyde de zinc; souvent même j'ai vu y mêler du charbon.

Recommandation : Il faut que ces poudres soient pulvérisées, impalpables, c'est-à-dire passées par le crible d'un tamis.

Voici la formule d'un premier mélange :

Prenez :	Oxyde de zinc.	16 grammes
	Poudre d'amidon. . .	250 grammes

Mêlez très-exactement.

Autre.

Prenez : même mélange que ci-dessus, faites ajouter quatre grammes de camphre pulvérisé à l'alcool, mêlez très-exactement et tenez dans un endroit bien sec.

Emploi du coton.

Les dartres deviennent parfois si pénibles, si douloureuses, que, par la raison des écorchures qu'elles produisent, l'épiderme se soulève, il se remplit cà et là de sérosités ; en d'autres termes, on voit se former de nombreuses vésicules, les vésicules se crèvent et il survient alors une surface de peau excoriée, sans le préservateur si important que nous avons appelé épiderme. Il en est, du reste, ainsi dans un vésicatoire ou dans une brûlure, dont on a enlevé le feuillet extérieur. Tout le monde sait combien douloureuse devient une plaie écorchée ! En pareille circonstance, le contact de l'air est une torture ; si l'on veut placer là des linges, de la charpie et tout le petit appareil d'un pansement, cela pèse, cela tyrannise et devient exagérément douloureux ; la plaie trop irritée ne peut avoir de tendance à guérir, et c'est pour cela que l'on s'est ingénié à chercher les moyens de la préserver du contact de l'air sans la trop irriter par de trop lourds préservateurs. On a employé le coton cardé qui est excessivement léger, qu'il suffit de maintenir quelque temps en place pour qu'il se fixe et s'accole, et l'on a souvent obtenu de ce moyen le bénéfice qu'on en retire dans les brûlures.

Emploi du collodium.

Vous devez avoir entendu parler du collodium. Au nouveau, tout est beau, et la poudre de coton, fondue dans le chloroforme, est tout d'abord apparue comme un excellent moyen de remplacer l'épiderme détruit dans les maladies de la peau. Le collodium s'étalait absolument sur la peau comme on étend un vernis sur un tableau, il y laissait un petit glacis qui se séchait bien vite, qui d'abord semblait beaucoup adoucir les souffrances du malade, mais qui bientôt, se rétrécissant un peu en se séchant, tiraillait, crispait, se plissait, se cassait et devenait ainsi un moyen à peu près inutile, souvent même une nouvelle cause de souffrance.

Alors on a imaginé de mettre un peu de térébenthine dans le collodium, et on est arrivé à obtenir ainsi un glacis beaucoup plus souple que l'on peut employer maintenant sans inconvénients, sans dangers, mais qui exerce encore parfois une compression douloureuse.

Emploi de la gutta-percha.

J'ai recueilli dans un journal de médecine l'histoire fort détaillée de l'application d'une nouvelle résine pour arriver à préserver les maladies de la peau de tout contact extérieur. Il s'agit d'une solution de gutta-percha dans le chloroforme; l'idée première en est venue à un confrère ingénieux, M. le docteur Graves. Voici ce qu'il en raconte, nous transcrivons :

Lorsque, dit M. Graves, la solution saturée de gutta-percha dans le chloroforme a été étendue au moyen d'un pinceau de blaireau sur une portion de la peau, le liquide dissolvant s'évapore rapidement, laissant une pellicule extrêmement mince de gutta-percha, très-adhérente à la peau. La ténacité particulière de la gutta-percha empêche cette pellicule de se déchirer et de s'écailler aussi facilement que le collodium; sur le front et sur la face, là où les vêtements ne frottent pas, il reste solidement attaché pendant cinq ou six jours, même plus; sur d'autres points, il se détache, comme on le comprend, beaucoup plus tôt. Il se maintient plus longtemps sur les éruptions sèches de la peau que sur celles qui sont humides; sur des surfaces solides et planes que sur celles qui sont couvertes de squammes rugueuses ou de croûtes faiblement adhérentes. Aussi, avant d'appliquer cette solution, le praticien doit-il avoir soin de débarrasser autant que possible la peau qu'il veut couvrir de cet enduit, au moyen des cataplasmes, des lotions alcalines, etc. Cette précaution prise, il est rare que cet épiderme artificiel n'agisse pas d'une manière très-marquée sur la maladie sous-jacente, en diminuant l'inflammation et ses conséquences, et en contribuant puissamment à rendre à la peau sa structure normale. La transparence de cette membrane artificielle permet de suivre les progrès de la maladie de la peau, et son absence de coloration n'ajoute rien à l'incommodité qui résulte de celle-ci.

D'après les observations de M. Graves, ces applications pourraient être surtout utiles dans le cas de maladies chroniques sèches, écailleuses, tuberculeuses de la peau. Dans cette maladie, en particulier, qu'on appelle le psoriasis, si l'on a la précaution de protéger l'enduit de gutta-percha contre le frottement des vêtements, on peut avoir de grands succès. Ce praticien assure avoir guéri, en une quinzaine, un psoriasis chronique de la partie postérieure des mains et des bras. Dans cette dernière maladie, il convient de poursuivre avec persévérance, par ces applications topiques, le travail inflammatoire qui va produire les squammes, et d'y revenir tous les jours sur les points récents d'irritation.

M. Graves a guéri aussi beaucoup de maladies aiguës de la peau par le même moyen. Il rapporte le fait d'une femme de cinquante ans, affectée de cette maladie qui porte le nom d'impétigo et chez laquelle elle était très-étendue, qui guérit en moins de trois semaines. En novembre 1851, le docteur Graves fut appelé près de cette dame, mère d'une nombreuse famille, et qui jusqu'à l'invasion de sa maladie avait toujours joui d'une parfaite santé. Depuis environ deux ans elle avait vu se développer, sur les membres et sur le corps, de petites taches d'impétigo qui se succédaient les unes les autres; de nouvelles reparaissaient à mesure que les anciennes se dissipaient. Pendant l'été précédent, elles avaient complétement disparu, mais au retour de l'automne elles s'étaient montrées plus abondantes que jamais et s'étaient accrues en intensité; quelques-unes étaient plus larges que la main et sécrétaient un liquide abondant qui se coagulait et recouvrait les plaques sous forme de croûtes. La démangeaison la nuit était insupportable et privait la malade de sommeil. Le traitement généralement usité fut prescrit par M. Graves pendant une semaine sans aucune espèce de soulagement; alors ce médecin résolut d'avoir recours à la solution du gutta-percha dans le chloroforme.

Quelques plaques furent d'abord recouvertes par forme d'essai, et le succès obtenu surprit également le malade et son médecin. On étendit le remède à toute l'éruption, et la guérison eut lieu en moins de trois semaines. Cependant, pour obvier autant que possible à la suppression d'une si vaste irritation et d'une sécrétion si abondante, un exutoire fut placé au bras par mesure de précaution. Huit mois après, la malade jouissait d'une santé parfaite.

Chez cette dame, il fallut réappliquer le gutta-percha tous les deux jours, parce qu'il se détachait par larges plaques à cause de la sécrétion abondante de l'éruption de de la peau. Cependant cet enduit ne tarda pas à dessécher l'éruption elle-même, et alors on put le laisser plus longtemps sur place. Cette guérison excita la surprise de toutes les personnes qui connaissaient la malade, et qui s'empressaient de demander au docteur Graves le secret de son traitement. Celui-ci, de son coté, n'ayant pas encore traité par ce moyen de maladies aiguës de la peau, était presque aussi surpris que les personnes qui l'interrogeaient, et il se promit bien de répéter cette expérience à la première occasion. Il enduisit en effet de cette composition une éruption de la face que l'on désigne par le nom d'*acné*, et qui est caractérisée par des pustules séparées, enflammées, dont le sommet est aigu et quelquefois suppurant. (L'acné n'est autre chose que cette éruption de *boutons* sans cesse renaissants dont sont affectés particulièrement les jeunes gens; ces boutons siégent, de préférence, sur les épaules, sur le devant de la poitrine et surtout au front; après leur dessiccation ils sont suivis de taches violacées, d'indurations ou de petites cicatrices.) M. Graves recommanda à la personne qu'il traitait ainsi de ne point enlever l'enduit en faisant sa toilette, et ce moyen seul amena promptement de l'amélioration; en persévérant dans son emploi, ce malade se trouva guéri, et un autre traité de la même manière fut également débarrassé.

XII. Cataplasmes, fomentations et lotions.

J'ai mis les cataplasmes secs en première ligne, j'ai dénoncé l'inconvénient fréquent de l'humidité sur certaines maladies dartreuses, mais il en est pourtant qui s'accommodent très-bien de ces émollients. Par exemple, il convient de les appliquer froids plutôt que très-chauds, et surtout il est bien important de les mettre en deux linges, parce que placés à nu ils ne pourraient pénétrer dans les plaies, et puis s'accolant aux poils et duvets qui se trouvent dans certaines régions du corps, ils occasionneraient, au moment des pansements, des tiraillements pénibles et des écorchures douloureuses.

Cataplasmes pulpeux.

Prenez :	Onguent d'althéa.	120 gram.
	Racine de guimauve, fleur de sureau, feuilles de mauves, feuilles de jusquiame de chaque. . .	60

Faites cuire les feuilles et la racine de guimauve dans une quantité raisonnable de liquide ; laissez bouillir sur le feu jusqu'à réduction d'un tiers.

Écrasez : Ajoutez les fleurs que vous broyez entre vos doigts ; mêlez un peu de farine de lin, s'il est nécessaire, puis ajoutez l'onguent et ayez soin qu'il se délaye entièrement.

Cataplasme de mie de pain et de lait.

Prenez : 125 grammes de mie de pain ;
1 litre de lait.

Faire cuire le mélange en bouillie sur un feu doux, en délayant, en agitant de temps en temps pour que la pâte ne prenne pas au fond du vase.

Si vous voulez mettre une ou deux feuilles de jusquiame desséchée, et que vous pulvérisez en les projetant dans le mélange, vous obtiendrez ainsi un cataplasme des plus calmants.

Liniment ou baume du Pérou.

Les liniments, vous le savez, j'espère, sont des préparations liquides dont l'huile fait ordinairement la base et à laquelle on ajoute diverses substances médicamenteuses.

Prenez :	Baume du Pérou.	8 gram.
	Huile de baies de laurier.	8
	Huile de muscade.	5

Battez et agitez jusqu'à parfait mélange.

Et puis voici des eaux pour les lotions.

Lotions contre les gerçures.

Prenez :	Eau de rose.	130 gram.
	Alun pulvérisé.	4
	Sulfate de zinc.	2
	Borax.	20 centig.

F. S. A.

Eau contre toutes les dartres.

Prenez :	Alun.	30 gram.
	Couperose verte.	2
	Iris de Florence.	4
	Sel marin.	2

Faites fondre le tout dans une pinte d'eau de fontaine, passez et filtrez.

Lavez souvent les dartres avec une éponge imbibée de cette solution ; couvrez-les d'une compresse imprégnée de cette eau, et renouvelez ce pansement matin et soir.

XIII. Pommades et onguents

Pommade de goudron.

Prenez :	Goudron.	100 gram.
	Axonge récent et purifié.	300

Mêlez très-exactement.

Nota. La dose de goudron peut être augmentée ou diminuée suivant la susceptibilité de la peau. Ce médicament est toujours fort adoucissant et sans inconvénients graves. Le premier effet de la pommade est de faire tomber les squammes, les farines, les croûtes qui s'élèvent sur les peaux dartreuses. D'ordinaire, c'est le centre de chaque bouton qui commence à se guérir le premier; puis le cercle s'interrompt, et les différentes parties qui servaient à le former se séparent, et se guérissent ensuite de la circonférence au centre.

Le professeur en pharmacie qui nous a transmis cette formule, a ajouté : Si l'on craint la couleur noire que le goudron donne à cette pommade, on peut remplacer le goudron lui-même par l'huile essentielle de goudron; seulement on aura soin de diminuer la dose de moitié.

Pommade alcaline.

Prenez : Chaux éteinte et réduite en poudre impalpable	4	gram.
Protocarbonate de soude.	4	
Axonge.	60	
Extrait aqueux d'opium .	0,75	centigr.
Essence de bergamotte. .	15	gouttes.

Pommades excellentes pour toutes gerçures, écorchures et de squamations dartreuses.

N° 1.— Prenez : Moelle de bœuf	30	gr.
Graisse de rognons de veau .	60	
Miel et huile d'olive	15	
Camphre.	15	

Mêlez et faites fondre sur les cendres chaudes, en ayant soin de bien agiter. Puis laissez refroidir et conservez pour le besoin.

N° 2.— Prenez : Huile d'olive	120	gr.
Cire blanche	30	
Blanc de baleine	200	

Mêlez en agitant sur un bain-marie, et recommandez de bien remuer quand on voudra s'en servir.

XIV. Sirops.

Je vous l'ai dit, je ne veux point entrer dans la kyrielle des tisanes, mais je croirais manquer au but d'utilité que je me propose toujours, si je n'inscrivais ici la formule de trois sirops.

Sirop de peyrilhe.

Prenez :	Feuille de mélisse.	120 gram.
	Follicules de séné mondé.	15
	Eau commune.	1 litre.

Faites infuser pendant une heure, au moins, dans un vase fermé et exposé à une douce chaleur ; passez

Faites fondre dans l'infusion 120 grammes de sucre blanc.

Mettez le sirop dans une bouteille et ajoutez :

Sous-carbonate d'ammoniaque 4 grammes.

Conservez pour le besoin.

Au moment d'en faire usage, on partage le sirop en quatre portions égales ; le malade en prend deux par deux jours ; une le matin à jeun, et l'autre au moment du coucher, quatre heures au moins après le dernier repas. Entre ces deux doses, on doit faire boire abondamment une tisane d'infusion de mélisse. Prévenons qu'il faut avoir soin de tenir bien bouchés les vases qui contiennent le sirop, afin de prévenir le dégagement de l'ammoniaque.

Sirop de fumeterre.

Prenez : Partie égale de suc de fumeterre dépuré par la chaleur, et partie égale de sucre blanc, laissez fondre, exposez sur le feu, et faites comme tous les sirops possibles. On peut faire boire de ce sirop à volonté.

Sirop de pensée sauvage.

Même dose, même recommandation que pour le sirop précédent; seulement, le suc de la pensée sauvage étant beaucoup plus difficile à obtenir que celui de la fumeterre, on peut le remplacer par une forte décoction des feuilles, des tiges, et même de la plante entière.

XV. Je ne m'occupe pas du soufre.

Les lecteurs qui veulent bien parcourir toute cette portion de mon modeste travail avec toute l'attention qu'elle réclame pourront très-bien remarquer que je ne dis rien ici des préparations sulfureuses; non pas que nous n'en reconnaissions et n'en proclamions l'importance, car le soufre est connu et employé, depuis la plus haute antiquité, contre les maladies dartreuses; chaque jour encor. il justifie sa trop juste réputation. Les eaux sulfureuses, minérales, alcalines, servent en bains, et souvent même en boissons. On prépare des bains sulfureux avec 150 grammes de sulfure de potasse et l'eau tiède nécessaire; ou bien, faisant dissoudre 1 kilogramme de colle de Flandre dans une quantité d'eau chaude suffisante, on mélange cette dissolution, en même temps que le sulfure de potasse, avec l'eau préparée dans une baignoire, et l'on obtient ainsi un bain gélatino-sulfureux fort recommandé par certains praticiens. Enfin, nous avons les pastilles soufrées, les pommades soufrées, les cérats soufrés, etc., etc.

Inutile de nous appesantir sur des remèdes si connus; ils ont démontré leur efficacité et prouvé péremptoirement que les dartres ne sont point incurables.

Mais je crois rendre un plus grand service en enregistrant ici des remèdes moins connus, espérant qu'ils augmenteront la pharmacie antidartreuse et pourront servir dans des cas trop rebelles.

XVI. Une remarque à faire auparavant.

Avant de me jeter dans l'énoncé un peu aride peut-être, mais utile, des remèdes peu connus généralement, mais cependant déclarés par quelques praticiens en réputation comme très-efficaces contre les dartres, je crois devoir faire remarquer que les maladies dartreuses ne sont malheureusement pas toujours de *simples* affections de la peau ; elles sont compliquées de maladies générales quelquefois plus à redouter que les dartres elles-mêmes. Elles peuvent être liées à des maladies goutteuses, scrofuleuses, scorbutiques, ou bien encore à cette affection terrible que nous avons appelée vice spécifique, et il en résulte que le traitement à adopter en pareille circonstance doit être modifié suivant les complications.

C'est parce que ces modifications, faites avec sagacité et couronnées de succès, ont amené des résultats si démonstrateurs, que bien des praticiens ont prétendu qu'il fallait traiter les dartres par l'iode ou par le mercure, par les acides végétaux et par tous les remèdes qui constituent la médication substitutive. J'en préviens ici, pour que l'on n'y soit pas trompé : il va peut-être se trouver dans les formules que j'ai recueillies, et dans les exemples de guérison que je veux raconter, la preuve que les mercuriaux, par exemple, ont amené des guérisons inattendues, que les sucs d'herbes ont fait des merveilles. Cela ne prouvera qu'une grande vérité : c'est qu'à chaque maladie dartreuse, compliquée d'une autre maladie générale, il faut opposer un traitement particulier, qui, pour avoir réussi dans des circonstances bien comprises, ne réussirait pas toujours aussi bien dans des cas moins bien appréciés.

XVII. Médicaments antidartreux.

Douce-amère.

Méthode du docteur L., qui s'est guéri lui-même par ce traitement d'une dartre millière suppurante, qui lui labourait le visage, et contre laquelle il avait essayé inutilement plusieurs autres médications.

Il mettait 120 grammes de douce-amère dans un vase contenant environ une bouteille d'eau bouillante.

Il laissait macérer pendant plusieurs heures, puis mettait devant le feu, attendant le moment de l'ébullition, et faisait ensuite réduire d'un quart sur les cendres chaudes et sans ébullition.

Il passait ensuite, en jetant plante et liquide dans un linge résistant, qu'il tordait avec force, et le liquide obtenu était partagé en trois parties. Il en prenait une le matin, une au milieu du jour, et l'autre le soir.

Il a suivi ce traitement pendant quatre à cinq mois, et il en a été récompensé par une complète guérison.

Garou.

M. M... était dans une position désespérée; il ne pouvait supporter aucun médicament minéral. Non-seulement il avait essayé sans beaucoup de succès la décoction de douce-amère recommandée plus haut, quand il lui fut conseillé d'essayer de la décoction de 4 à 5 grammes de feuilles de garou dans la valeur d'une bouteille d'eau qu'on a fait réduire aussi d'un tiers. Il y a eu amélioration. Alors l'idée est venue au malade de réunir les deux moyens; il a mis moitié garou, moitié douce-amère, et le remède est devenu d'une réelle efficacité.

Combinaison de la douce-amère, du garou, de la salsepareille, du soufre et de l'antimoine.

L'association de ces cinq médicaments a montré une très-grande efficacité dans certains cas de dartres obstinées et rebelles à d'autres moyens.

On prend garou, douce-amère, salsepareille, en parties égales.

On fait bouillir dans environ 1,000 grammes d'eau.

On ajoute dans un nouet de linge, soit 5 à 6 grammes d'antimoine cru concassé, soit la même quantité de soufre, soit même moitié de mercure cru, qu'on renferme, bien entendu, comme l'antimoine ou le soufre, dans un nouet de linge.

On prend un verre de cette tisane matin et soir.

Tisane antidartreuse de Tronchin.

Prenez : racine de salsepareille, bardane, réglisse, de chaque.	30 grammes.
Antimoine cru.	30 grammes.
Anis vert.	4 grammes.
Eau.	2 litres.

On verse l'eau dans un vase de terre que l'on expose au feu.

Quand le liquide est en ébullition, on y met la bardane, la salsepareille et l'antimoine concassé, enfermés, comme pour la recette ci-dessus, dans un nouet de linge.

On laisse bouillir huit à dix minutes seulement, après quoi on retire le vase du feu, et on met infuser dans le liquide chaud l'anis et le bois de réglisse.

On attend une heure environ et on tire à clair.

On prend un verre de cette tisane tous les matins, jusqu'à guérison complète.

Pendant l'usage de cette tisane antidartreuse, on doit eviter les salades, les crudités, le café, l'eau-de-vie, les liqueurs.

Il faut se purger de temps en temps.

Traitement du docteur Nel.

Nous ne pouvons passer sous silence, dit un journal de médecine populaire, le traitement de M. le docteur Nel, qui a été publié il y a quelques années. Ce traitement a d'autant plus d'importance que la position de M. Nel, comme médecin titulaire de l'hôpital général de la Miséricorde de Marseille, a dû lui faire soigner un grand nombre de dartreux. Les individus traités dans cet utile établissement appartiennent à cette classe de la société qui est placée au-dessus des premiers besoins, mais qui trouve son existence dans les travaux pénibles, malpropres et souvent malsains; c'est, en général, au milieu de ces influences que la peau, constamment en rapport avec des substances délétères, contracte ces maladies vulgairement appelées dartres, et qui cèdent difficilement à tous nos moyens thérapeutiques. Voici le traitement suivi journellement par ce praticien.

M. Nel commence par recommander la plus grande propreté à ses malades; il les met à l'usage des bains généraux trois fois par semaine, jusqu'à la fin de la guérison.

Trois fois par jour, c'est-à-dire le matin, à midi et le soir, les dartreux prennent une pilule dont voici la formule :

Extrait de chicorée, de fumeterre, de douce-amère, de salsepareille; calomel en poudre; soufre doré d'antimoine; de chaque. . . . . 2 grammes.
Résine de gaïac. . . . . 4 grammes.

Sirop de nerprun, quantité suffisante pour faire une masse pilulaire divisée en soixante-dix parties égales.

Les malades sont mis en même temps à l'usage de la tisane de racine de patience, de saponaire et de chiendent. Ce traitement, qui, en général, se trouve couronné de succès, dure ordinairement de soixante à quatre-vingts jours.

Bains de vapeur ou fumigations.

On est très-embarrassé pour faire de la médecine à la campagne. Si l'on ordonne un médicament, un remède un peu cher, on est bien sûr qu'il ne sera point exécuté. A ce titre, les bains de vapeur sont à peu près impossibles. Pourquoi? parce qu'on est mal renseigné; car voici un moyen de les prendre à bien bon marché.

Partout il y a du feu, n'est-ce pas, il en faut dans tous les ménages. Or, sur ce feu on peut faire chauffer jusqu'à ébullition un chaudron plein d'eau.

Et puis, dans toute maison ou chez des voisins, se trouvent des cerceaux de barriques. Prenez-en deux, et, grâce à quelques centimes de sureau, vous pourrez avec le chaudron d'eau chaude faire prendre un bain de vapeur.

Préparons notre malade d'abord. Il nous faut deux cerceaux, des cordes, une chaise et une grande couverture. Vous les avez bien.

Le malade se déshabille et s'asseoit. Autour de la poitrine on fait passer un premier cerceau que l'on maintient avec des cordes qui passent sur l'une et l'autre épaule en forme de bretelles. Puis à ce premier cerceau on suspend un second cerceau, comme on le ferait du plus grand cercle d'un lustre attaché au plus petit; on organise ce second cerceau de telle sorte qu'il entoure les jambes et la chaise où se trouve placé le malade.

La charpente du petit édifice est terminée; il ne s'agit plus que de la recouvrir avec la couverture que l'on retient en place avec des épingles, et que l'on place de façon que les extrémités inférieures tombent par terre.

Dès que le patient est dans cette cage, on apporte le chaudron d'eau bouillante, on y projette la fleur de sureau, on passe le chaudron sous la cage et on l'installe sous la chaise, on rebaisse bien vite la couverture et l'opération commence.

Ces bains de vapeur ne doivent pas durer plus de 15 à 20 minutes, et pendant le bain, il est souvent nécessaire d'arroser la tête et le visage, non point avec de l'eau froide, mais avec de l'eau tiède.

Le succès de ces bains de vapeur est incontestable, ces bains ont donc triple avantage : bon marché, efficacité et surtout simplicité d'emploi.

Messieurs les médecins trouveront peut-être que c'est là de la petite médecine — petite médecine, soit, mais ma recette était bonne à donner à bien des malades, et si je suis entré dans tous ces détails, c'est uniquement pour donner quelques renseignements nécessaires à bien de pauvres gens dartreux, car il s'agit de bains de vapeur.

On prépare tout comme je viens de le dire, et puis au moment de passer le chaudron sous la couverture,

On y projette :

Scabieuse des bois, petite centaurée, aigremoine, millepertuis, de chaque. .	2 bottes.
Turquette.	1 botte.

Et puis l'on verse l'eau bouillante ; et, passant le chaudron sous la cage, on établit ainsi de très-bienfaisantes fumigations, qu'il ne faut pas craindre de renouveler tous les jours.

Pendant qu'on suit le traitement, il faut boire aux repas la macération de six grandes feuilles de scabieuse par carafe d'eau. Le traitement doit durer un ou plusieurs mois.

Traitement de La Fosse.

Bouillon dépuratif.

Prenez :	Maigre de veau.	1 kil.
	Salsepareille, squinine, de chaque.	4 gram.
	Chicorée sauvage, fumeterre, bourrache, de chaque, demi-poignée.	

Mettez le tout dans un pot contenant deux litres d'eau.

Faites cuire à petit feu et longtemps jusqu'à réduction d'au moins la moitié.

Assaisonnez, passez et partagez en trois bouillons

Dose : Un bouillon le matin, un second au milieu du jour et le troisième le soir.

Tous les deux jours on mettra dans le premier bouillon 4 grammes de sel d'epsom.

Chaque semaine il ne sera point inutile de prendre une purgation plus active encore, soit une médecine huileuse, soit un purgatif salin.

Bains sulfureux et fumigations.

Une dame de la rue Feydeau était tourmentée depuis deux ans par une dartre générale qui avait résisté à bien des moyens. Récamier lui prescrivit

De deux jours l'un, un bain sulfureux, et chaque jour d'intervalle un bain par fumigation avec la valériane, — la pensée sauvage, — et le sureau, de chaque, parties égales.

— Purgations de temps en temps.

— Pour boisson : infusion de fleur de houblon.

Au bout de deux mois la malade était guérie.

Cautérisations.

C'est encore de M. Récamier que je tiens les deux notes suivantes :

1re note. M. le docteur L. B., de scientifique mémoire, était fatigué depuis longtemps par des dartres critiques extrêmement prurigineuses (occasionnant de fortes démangeaisons).

Il avait employé une foule de moyens, tels que les bains sulfureux, les douches sulfureuses; fatigué par le prurite toujours croissant, il voulut employer les caustiques, et il parvint à guérir ses dartres en les touchant avec de l'acide nitrique fumant.

Il ne lui resta que des cicatrices légères, et il n'éprouva de la disparition des dartres aucun mauvais effet, quoiqu'il eût une poitrine irritable, puisqu'il avait subi plusieurs hémoptysies.

2e note. L'acide sulfurique peut produire des effets analogues, Dubois a guéri des dartres par des applications de vinaigre.

Méthode d'Alibert.

1° Cautérisation de toute la surface dartreuse avec la pierre infernale.

2° Baigner ensuite plusieurs fois par jour les parties, toucher avec de l'eau de poirée.

3° Prendre tous les matins un petit verre de vin de genêt et de douce-amère.

4° Prendre tous les jours ou de deux jours l'un un bain de vapeur sulfureux.

5° Régime doux.

Alibert faisait prendre parfois encore :

— Du jus de cresson,
— Des bains sulfureux,
— Des pilules de Belloste.

Je soupçonne, écrit Récamier, que c'était un peu par manière d'acquit, son principal moyen étant le caustique.

Traitement de Verdier.

(Remède longtemps secret.)

1° Remède interne :

Prenez : acide camphorique[1] . . .	90 grammes.
Alcool nitrique à 36° et chaud. . .	90 grammes.

Dissolvez et ajoutez 8 grammes de magnésie ordinaire, laissez se faire et passer l'effervescence.

Pendant ce temps-là, faites bouillir dans deux litres d'eau distillée un nouet contenant 8 grammes d'antimoine.

Otez le nouet, étendez dans cette eau le premier mélange, ajoutez :

Eau de fleur d'oranger ou bien eau distillée des plantes crucifères. . . .	90 gram.
Alcool nitrique à 36°.	100 gram.

Filtrez au papier gris et renfermez dans trois bouteilles bien bouchées.

[1] Acide obtenu par les procédés qu'indique Bouillon-Lagrange dans son *Manuel de Chimie*, t. II, p. 257.

On met depuis 2, 3, 4 et jusqu'à 5 et même 6 cuillerées à bouche de cette liqueur dans un litre et demi d'une décoction faite avec la racine de patience et de bardane.

On boit ensuite par verres ordinaires dans le cours de la journée, hors des repas et à froid.

Nota. On réduit les doses en cuillerées à café pour les enfants.

2° Remède externe :

On prend un œuf de poule et on en perce la coque au sommet, de façon à en faire sortir tout le blanc.

Cette opération faite, on fait entrer quatre grammes de muriate ammoniacal pulvérisé dans la coquille d'œuf, on agite avec une spatule, un petit bâton ou une simple allumette, puis on ajoute assez de fleur de soufre pour remplir totalement la coque, ayant bien soin de mêler le mieux possible.

On bouche le trou de la coque avec un papier enduit de pâte de farine. On le roule dans une feuille de papier épais et on l'enterre dans des cendres chaudes; on le laisse là le temps nécessaire pour qu'il cuise. Après cela, on le retire, on casse la coque et l'on verse le contenu dans une quantité d'huile d'olive suffisante pour former une pommade onctueuse que l'on bat, que l'on mélange bien et que l'on met dans un pot fermé.

Manière d'employer les deux remèdes.

Je l'ai dit, on emploie le remède interne en l'étendant dans une décoction de racine de bardane et de patience. On commence par deux cuillerées pour une carafe, et peu à peu on s'élève à 3, 4, 5 et jusqu'à 6. On reste à cette dose autant de temps qu'on le juge nécessaire pour vaincre la maladie, puis on diminue graduellement comme on a augmenté.

D'ordinaire trois bouteilles suffisent. On arrive à six cuillerées avant la fin de la première bouteille; on soutient à six cuillerées pendant la seconde et pendant le premier tiers de la troisième, alors on diminue tous les deux jours d'une cuillerée jusqu'à ce que l'on arrive à trois cuillerées, dose par laquelle on termine.

On emploie le remède externe, la pommade seulement, pendant l'usage de la dernière bouteille du médicament interne.

Avec cette pommade, on graisse, en frottant vivement, toutes les parties de la peau qui présentent quelques caractères dartreux; elle augmente d'abord l'éruption, qui finit ensuite par disparaître tout à fait et sans inconvénient.

On purge après le traitement.

Méthode de Cullerier.

Voici quelles étaient ses prescriptions ordinaires.

1° Le matin à jeun on prendra, dans environ une demi-bouteille de petit-lait, 120 grammes de sucs exprimés de fumeterre et de cresson;

2° On boira dans la journée, et en assez grande quantité, de l'eau de chiendent;

3° Tous les soirs on oindra les parties malades avec la pommade suivante:

Pommade.

Prenez : Onguent napolitain double,
Onguent citrin,
Cérat,

De chaque, parties égales,
Mêlez très-exactement;

4° On prendra tous les sept ou huit jours 30 grammes de sirop de nerprun dans une tasse de petit-lait;

5° On se nourrira simplement de viandes rôties ou bouillies, de légumes et fruits doux.

On évitera les ragoûts et les salaisons.

Traitement des religieuses de...

Je connais particulièrement ces bonnes religieuses; j'ai eu communication non-seulement de leurs prescriptions, prospectus, recommandations, mais je connais pertinemment leurs diverses recettes.

Voici d'abord les recommandations :

Les recettes que possèdent ces Dames, pour le traitement des maladies chroniques de la peau, sont éprouvées par de constants succès.

Jamais il ne résulta le moindre inconvénient de l'emploi de leurs médicaments, tant ils sont simples et doux, tant leur administration est facile.

La pommade n° 1, qui sert de base à ce mode de traitement, guérit toutes les espèces de dartres, la gale, la teigne, la lèpre et toutes les démangeaisons, quelqu'anciennes, quelqu'invétérées, quelque compliquées qu'elles soient.

Jamais on ne l'applique sur le lieu malade et jamais, par conséquent, on ne repousse le mal au dedans. On l'emploie en frictions dans la paume des mains.

En frottant une partie saine, la substance médicamenteuse pénètre dans les veines par les pores; elle circule avec le sang dans toutes les parties du corps; elle s'y mêle avec l'humeur irritante qui cause la maladie et l'entraîne bientôt avec elle par les sueurs, les urines et les selles.

Ce résultat est puissamment favorisé par l'usage des pilules dépuratives, qui, prises le soir en se couchant, une fois tous les quinze jours, purgent doucement le lendemain matin sans qu'il soit nécessaire de prendre ni bouillon ni tisane; mais, ces pilules ne conviennent, comme tous les purgatifs, qu'aux personnes grasses, chargées d'humeurs et dont les digestions sont habituellement régulières. Elles doivent être prises trois heures, au moins, après le dernier repas.

La poudre dépurative est un spécifique infaillible dans tous les cas qui ont pour cause d'autre vice que le vice dartreux. Elle guérit les ulcères les plus invétérés, surtout quand ils sont placés de manière qu'on puisse, au lieu de charpie ou d'emplâtres, les couvrir avec une plaque très-mince de plomb, que l'on a le soin de laver matin et soir.

Il suffit de se frotter, matin et soir, pendant une minute, la partie interne des joues (dans l'intérieur de la bouche) avec le doigt chargé d'un paquet de cette poudre, pour guérir sûrement, et sans aucune espèce d'inconvénient, les maladies de ce genre les plus invétérées, et quel que soit d'ailleurs leur siége.

Enfin, lors qu'après quelque mois de traitement, les humeurs étant purifiées, le mal extérieur n'est pas entièrement disparu, il faut alors employer, mais en l'appliquant sur le mal lui-même, la pommade n° 2, qui enlève promptement tout ce qui reste encore des traces de la maladie.

Le régime est un point qu'il importe aussi de ne pas négliger; il est indispensable de se priver de vin pur, de mets épicés et de toutes sortes de liqueurs fermentées.

Les bains tièdes, cinq ou six par mois, ne peuvent que hâter la guérison.

La tête des teigneux demande des soins de propreté tout particuliers. Leurs cheveux doivent être coupés très-souvent et jamais rasés; s'il existe une grande inflammation, il faut la combattre par l'application de cataplasmes de farine de graine de lin, placés entre deux linges, et laver doucement la tête, matin et soir, avec une décoction tiède de racine de guimauve.

L'emploi de ces moyens est quelquefois suivi de succès très-prompts, d'autres fois ils se font attendre longtemps, et le mal ne cède qu'après des alternatives répétées de diminution et d'augmentation d'autant plus nombreuses, que le mal est plus ancien et plus invétéré.

Souvent aussi, le premier et le meilleur effet de ces frictions est de faire porter d'abord à la peau une beaucoup plus grande quantité d'humeurs.

Il suffit enfin qu'il se soit manifesté, dans les deux premiers mois de ce traitement, un changement quelconque dans la maladie, pour que la guérison soit certaine. Il ne faut, pour y parvenir, qu'exactitude et persévérance.

Maintenant voici les recettes :

Pommade n° 1.

Prenez :	Axonge.	30 gram.
	Sulfure de chaux	15

Mêlez très-exactement.

Pilules dépuratives.

Prenez :	Thridace.	10 centigr.
	Protoiodure de mercure.	1

Faites une pilule.

Poudre dépurative.

Prenez : Poudre de lycopode. . . . 50 centigr.
Muriate d'or. 5

Mêlez très-exactement et divisez en huit paquets égaux.

Pommade n° 2.

Prenez : Cérat. . . . . 30 gram.
Blanc de baleine. 4

Traitement de Campet.

M. Campet était un ancien chirurgien de marine que diverses missions, d'abord, puis des intérêts particuliers, fixèrent aux colonies. Revenu en France, M. Campet s'occupa spécialement, et avec un succès inattendu, du traitement des maladies dartreuses.

Voici une note que j'ai transcrite, il y a quelque quinze ans, et qui est consignée dans les papiers du professeur Récamier.

« Un homme avait sur le visage, depuis longues années déjà, une dartre vive corrosive, qui engendrait sur la figure un masque vraiment épouvantable. A travers les croûtes et les excoriations, apparaissaient de gros et petits tubercules qui s'amoncelaient du côté de la bouche vers la lèvre supérieure, sur les joues et sur le menton. — La figure du malheureux dartreux était devenue tellement horrible, qu'il était impossible à ce pitoyable malade de se montrer, de sortir, de vaquer à ses affaires, à ses occupations commerciales. Après avoir essayé de tous les conseils des spécialistes, des praticiens les plus en réputation pour les maladies de la peau, notre dartreux s'adresse à M. Campet récemment installé à Paris; prix est fait, bonnes espérances sont données, le traitement commence. M. Campet fit d'abord mettre sur le visage, nuit et jour, des cataplasmes émollients qui firent tomber, dans l'espace de quatre à cinq jours, toutes les croûtes dont les tubercules étaient couverts. Les croûtes tombées, Campet fit frotter les tubercules avec de l'onguent basilicum.

Ces frictions, ou plutôt ces embrocations (car on comprend que, sur une surface dénudée, le frottement ne pouvait être très-intense), durèrent plusieurs semaines. Afin de bien faire suppurer les tubercules, dès que reparaissaient les croûtes, on les faisait tomber avec de nouveaux cataplasmes : cataplasmes de mie de pain ; cataplasmes de fécule, et même les ordinaires cataplasmes faits avec la farine de graine de lin.

C'est après cette espèce de préparation que M. Campet donna, avec le plus étonnant succès, ses pilules dépuratives qui, au bout de trois mois, prises cinq ou six fois seulement, parvinrent à débarrasser le malade des dartres qui lui rendaient la vie si pénible.

Les pilules étaient prises tous les dix ou douze jours avec addition d'un purgatif huileux ; l'huile de ricin ou la résine de jalap.

Voici la formule des pilules :

Prenez :	Aloès succotrin.	60 gram.
	Rhubarbe choisie	15
	Safran oriental, myrrhe, de chaque.	8
	Racine de gentiane, racine de zedoaire, de chaque.	4

éduisez en poudre très-fine, et incorporez avec quantité suffisante de

Thériaque,
Confection d'hyacinthe,
Sirop de capillaire, quantité suffisante.

Mêlez très-exactement, et faites du tout une masse à diviser en pilules de 25 centigrammes environ; on en peut prendre quatre, huit et jusqu'à douze, de façon à obtenir une purgation notable.

Des faits nombreux, écrivait Récamier, et qui sont à ma connaissance, attestent les effets heureux et singuliers de cette méthode. — « M. Campet ne propose aucun altérant interne que ses bols. Il traite de la même manière les couperoses simples ou croûteuses. Il débute par une purgation avec ses pilules, fait mettre les cataplasmes émollients pendant huit jours, l'onguent basilicum ou la pommade antidartreuse dont je vais dire la formule; puis, tous les huit ou dix jours, il revient à sa purgation.

Pommade antidartreuse.

Prenez : Beurre frais. . . . . 150 gram.
Eau mercurielle. 30

Faites fondre le beurre au bain-marie, puis ajoutez-y l'eau mercurielle en remuant le mélange avec une spatule de bois, jusqu'à son refroidissement.

Si l'on savait quelle dose minime de mercure renferme une pareille pommade! Cela frise, en vérité, les quantités infinitésimales de nos homœopathes! Mais poursuivons, ou plutôt reprenons la note Récamier.

On frotte les dartres, même vives, avec cette pommade, deux fois par jour, matin et soir.

Cette pommade, dit Campet, consumme, en quelque sorte l'humeur dartreuse, et cela sans exciter ni douleur insupportable, ni répercussion dangereuse. Dès que la dartre est éteinte, on se purge avec les pilules purgatives indiquées plus haut.

Nota (de Récamier). Campet qui avait vu beaucoup de dartres dans les pays chauds, chez des sujets qui n'en avaient point dans leur famille, en était venu à se persuader que toutes les maladies dartreuses dépendaient d'une altération de la sécrétion biliaire, ce qui lui paraissait confirmé, démontré jusqu'à l'évidence par les bons effets de ses pilules purgatives.

On comprend très-bien que des pilules purgatives, jusqu'à la fameuse médecine drastique de Leroy, il n'y a qu'un pas. — Purgez, purgez, disais-je, en entamant la grave question des répercussions dartreuses. — Purgez, purgez, dirai-je encore, en terminant.

Traitement par le guano.

Oh ! celui-là, je l'ai gardé pour conclure, comme un des plus efficaces, des plus rationnels, comme aussi l'un des plus nouveaux. J'en ai été le promoteur ; on a ri d'abord, on a haussé les épaules ; on a dit : mais le guano ne sent pas bon ! Sottes plaisanteries, quoiqu'elles soient académiciennes. Dites-moi, très-vénérés maîtres, est-ce que les eaux sulfureuses répandent une odeur ambrée ? Est-ce que l'ammoniaque ne sent pas affreusement mauvais? Employez-vous les eaux sulfureuses et l'ammoniaque ?

Voici ce que j'écrivais il y a quatre ou cinq ans :

Un nouveau remède contre les dartres, les lèpres, et toutes les maladies de la peau.

« Quand je vous disais qu'un médecin prudent ne devait jamais repousser sans examen les remèdes de certaines familles, de certaines localités, les remèdes des gens inexpérimentés dans l'art de guérir! Quand je vous disais que M. Récamier, mon maître, ne reculait devant aucune étude dès qu'il s'agissait d'un médicament; quand je prétendais que la médecine avait toute une Californie à exploiter dans les recettes de certaines commères, dans les coutumes de certains pays! je vous en apporte une preuve aujourd'hui. Je viens vous annoncer les succès d'un médicament nouveau employé contre les maladies de la peau, dartres, lèpres, etc., etc.

« Il est bon de vous dire que la médecine ne connaît guère qu'un seul et unique médicament contre les maladies évidemment et simplement dartreuses. — Pour des boutons qui farinent? vite des bains sulfureux! — Pour les petites plaies rebelles? bains sulfureux! — Pour des plaques sur le corps, des pellicules sur la tête, des clous interminables? bains sulfureux! bains sulfureux! bains sulfureux! Et si le remède échoue, l'Esculape, assez embarrassé, comme nous le sommes bien souvent tous, passe des eaux sulfureuses artificielles aux eaux thermales, qui sont soufrées par la nature. — Il vogue des sulfures aux sulfates pour revenir au soufre simple. Bref, c'est toujours le soufre habillé de différentes manières; toujours le soufre en bains, en pommade ou en boisson; toujours le soufre, qui, soit dit sans jeu de mots, n'empêche pas toujours de souffrir.

« M. Récamier, en causant avec un capitaine au long cours, a su que de l'autre côté de l'Océan on employait contre les maladies dartreuses une substance fortement ammoniacée. Il a pris des informations plus précises, puis il a écrit à qui pouvait lui répondre pertinemment. Il a fait venir un petit baril de la substance employée. Il a essayé ses effets sur deux ou trois cas des plus rebelles, et le succès a été complet. Moi, j'ai tout vu, tout suivi, tout admiré, et voilà pourquoi j'ai commencé ce petit article avec tant de points d'exclamation.

« S'il ne s'agissait que d'une nouveauté médicale, je ne perdrais pas mon temps à en entretenir nos lecteurs; mais il est question d'un remède contre les dartres, et les dartres sont fort communes à la campagne et dans les classes ouvrières. Elles sont communes et tenaces pour bien des raisons, que j'expliquerai en traitant de l'hygiène, la nourriture épicée, le dédain pour les lavages, l'oubli d'une saine propreté, etc., etc.

« On pourra désormais se procurer à bon marché de quoi préparer un bain antidartreux, qui promet d'être très-efficace.

« Il s'agit d'une préparation ammoniacale, d'une terre qui est transportée en France en très-grande abondance depuis quelques années, et dont beaucoup d'agriculteurs se sont déjà servis pour engrais. Ne faites pas la grimace, je vous en conjure, les eaux sulfureuses ne sont déjà pas si agréables, avec leur petite odeur d'eau pourrie.

« Il s'agit du GUANO! »

M. Récamier crut devoir faire part à l'Académie, dont il était le doyen d'âge alors, des études et des espérances que lui donnait ce nouveau moyen thérapeutique. Vous lirez plus bas un extrait de la communication qu'il envoya en janvier 1852.

Hélas! cette communication devait être la dernière, et, je veux le dire à la honte de l'Académie tout entière, elle fut accueillie avec des rires inattendus, des murmures incompréhensibles, à tel point que le secrétaire perpétuel n'en put terminer la lecture. J'étais là, moi!... Et l'on me demande pourquoi je n'aime point l'Académie!!

Le lendemain de cette séance, un journal de médecine, celui qui se croit à la tête de tous et qui se donne des airs de parvenu, et quelquefois de casseur d'assiettes, commençait son premier article par de honteuses condoléances... Ah, bon La Fontaine, en écrivant votre histoire du *Lion malade*, vous aviez bien prévu ce coup de pied-là!...

Quelques mois après, j'étais en consultation avec MM. Fleury, Baillarger et Trousseau, pour le petit-fils d'un illustre général. M. Récamier n'y était pas, lui, car, un soir du mois de juin, il était mort dans mes bras, me serrant la main et me murmurant *merci*, parce que j'essayais tous les moyens possibles de le raviver, de le garder encore. Or, je me souviens que, la consultation terminée, le plan de conduite arrêté, M. Trousseau, qu'on n'accusera pas d'ignorance en fait de matière médicale, après avoir parlé de M. Récamier en termes qu'il lui devait, du reste, arriva à la question du guano, et me dit :

— Cet homme avait des idées étonnantes, des essais d'un bonheur inattendu. Ainsi pour le guano, dont on a fait des gorges-chaudes à l'Académie, il avait parfaitement raison. J'en ai fait l'essai, moi, dans ma pratique, et il m'a très-bien réussi.

Chers lecteurs, le guano a si bien réussi, que maintenant on ne l'emploie plus seulement en bains; on en fait des pommades, des pilules, et même j'ai vu l'annonce d'un sirop. A l'examen de ces diverses préparations, les académiciens n'ont plus haussé les épaules, et... les communications provenaient d'officines industrielles!

Pour mon compte, je n'ai expérimenté, je n'ai étudié que les effets du guano en usage extérieur. Or, je crois rendre service en analysant ici quelques-unes de mes observations.

Voici d'abord un extrait de la lettre que M. Récamier écrivit à l'Académie. Je le répète, ce fut la dernière, et le *Bulletin de l'Académie* fit une chose inouïe, car il ne l'inséra pas, cette lettre; — lui qui insère... tant de choses.

Note de M. Récamier à l'Académie de médecine.

Il y a quelque deux ans, que des personnes qui avaient habité le Pérou, me parlèrent de l'emploi qu'on faisait dans ce pays, en bains et même à l'intérieur, d'une terre jaunâtre appelée guano, dans la ladrerie, qui y est fréquente, et dans d'autres maladies, surtout celles de la peau.

Au départ de M. Curet, capitaine au long cours, commandant le trois-mâts *l'Édouard*, qui allait en Californie, j'eus une conférence avec lui, et je le priai, à son passage au Pérou, d'explorer, si cela était possible, les îles dont on retire le guano, et de prendre des renseignements sur l'usage qu'on fait de cette substance. Divers incidents ont prolongé le voyage du capitaine Curet, qui, en revenant de San-Francisco, fit précisément un chargement de guano dans l'île du Nord de la baie de Pisco, et voici le résumé du rapport qu'il m'en a fait à son retour, il y a deux mois environ.

Demande. Qu'avez-vous remarqué de l'action du guano sur les ouvriers et sur les matelots qui l'exploitent?

Réponse. Dans les premiers jours, les travailleurs ont des douleurs profondes, et ils perdent même l'appétit; mais, après deux ou trois jours, les douleurs se dissipent, l'appétit reparaît et devient très-vif, et ils prennent beaucoup d'embonpoint. J'ai éprouvé cela comme les autres, et mon maître d'équipage, qui souffrait depuis longtemps de la vessie, s'est trouvé guéri à la fin du chargement.

Demande. Avez-vous pris des renseignements sur l'usage qui peut être fait du guano dans le traitement des maladies?

RÉPONSE. Sans doute, et je me suis assuré que, dans le pays, on l'emploie avec succès en bains, et même à l'intérieur, dans la ladrerie ou la lèpre du pays, dans les dartres, les scrofules et la goutte.

Tels sont les renseignements qui me furent fournis par le capitaine Curet sur le guano, espèce de terre sablonneuse, jaunâtre, et d'une odeur ambrée, désagréable et surtout ammoniacale, que son analyse nous montre composée d'acides, d'alcalis, d'un oxyde, de sable et d'une matière grasse. Ainsi elle contient :

Des acides urique, oxalique et phosphorique;

De la chaux, de la potasse et de l'ammoniaque;

Un sable quartzeux;

Un oxyde de fer;

Et une matière grasse.

Cette substance, délayée dans de l'eau chaude, la rend jaunâtre et dégage une odeur ammoniacale, mêlée d'arome comme ambré, désagréable, mais qui n'a rien de flagrant.

M. le capitaine Curet m'ayant fait présent d'un baril de guano, je fus en état de l'employer immédiatement en bains, et je crois devoir rendre compte des premiers faits qui se sont présentés à moi, afin que chacun puisse les contrôler, et examiner de son côté le parti qu'on peut tirer de cette substance dans des cas difficiles. J'ai, depuis lors, parlé à plusieurs médecins du guano et des traitements dans lesquels je l'ai fait intervenir, afin que l'attention fixée sur ce moyen, on sût plus tôt à quoi s'en tenir sur son action thérapeutique.

Observations.

I. Une jeune personne de 21 ans était en proie à une affection dartreuse pustuleuse humide, qui couvrait par plaques, plus larges que la main, les membres et le torse. Cette affection, attaquée par divers traitements rationnels, par les bains simples, les préparations d'iode, l'huile de foie de morue, les préparations hydrargyriques, les bains sulfureux, les vésicatoires, les cautères et d'autres moyens, se jouait de la thérapeutique depuis plusieurs années, et, de plus, depuis quelques mois, il s'y était joint une toux opiniâtre avec de la fièvre, accidents contre lesquels avaient échoué tous les calmants et dérivatifs mis en usage.

La menstruation était difficile et peu abondante; rien, dans ce sens, n'avait été utile. Les bains de guano furent commencés il y a six semaines environ, à la dose d'une cuillerée à soupe comble pour deux seaux d'eau, c'est-à-dire de huit cuillerées à soupe combles pour un bain de huit voies d'eau. Dès le troisième bain, pris à 28° Réaumur, pendant cinquante minutes ou une heure, la toux et la fièvre avaient cessé. Au onzième bain, la peau était nettoyée et la santé parfaite.

II. Une dame de 46 ans était affligée d'une dartre affreuse, qui avait envahi le visage tout entier jusqu'au bord des paupières, des narines et de la bouche, de manière à la défigurer totalement depuis plusieurs années.

A cette première maladie locale, un peu atténuée par un traitement antécédent, vint se joindre une fièvre aiguë, avec une stomatite des plus fâcheuses, qui mit la malade à deux doigts de sa perte, par la faiblesse extrême dans laquelle elle était tombée. La bouche était loin d'être dégagée; l'alimentation était encore impossible.

Les bains de guano furent commencés, à la dose et à la température indiquées plus haut. Il fallut porter dans le premier bain son squelette dans le marasme et l'y soutenir. Elle se trouva moins faible en sortant. Le mieux fut plus prononcé au second bain. Quant au troisième, elle y fut toute seule. Les forces générales et digestives se sont relevées, la bouche et le visage se nettoient. Enfin, après quelques bains, il y a eu un mieux manifeste. J'ai fait ajouter de l'eau de son dans l'eau du bain et alimenter peu à peu.

Cet effet est-il personnel et momentané?

III. Une jeune personne, affectée d'une maladie analogue à celle du sujet de la première observation, a été soulagée d'une manière remarquable.

IV. Une femme de la campagne, âgée de 50 ans, était, par suite d'un zona, en proie à une ulcération de plus de dix pouces de long sur le côté droit du tronc. Après quatre ou cinq bains, les douleurs, très-vives, les ulcérations et la fièvre, avaient disparu avec l'insomnie, et les digestions étaient rétablies.

Est-ce là encore un effet purement personnel?

RÉCAMIER.

Je le demande, peut-on être plus calme, plus réservé, plus digne?...

Autres observations.

1° Eugène S... est un jeune homme de 28 ans; il habite Paris depuis un certain nombre d'années, travaillant dans les laines, tissant, brodant, en un mot, exerçant la profession de châlier.

Comme tous les ouvriers, en général, S... n'a pas toujours pour lui les soins de propreté que prescrivent les règles d'une sage hygiène.

Le 14 janvier 1852, il s'est présenté à l'hôpital Cochin, atteint d'un eczéma chronique qui remontait déjà à plusieurs années; ses bras, ses jambes, tout son corps, étaient couverts de boutons caractéristiques. Cette éruption avait été traitée par les bains sulfureux et par la kyrielle de pommades que tant de gens confectionnent, conseillent ou emploient; l'eczéma n'avait cédé à aucun de ces remèdes.

S... fut admis à l'hôpital, et couché à la salle Cochin, n° 32.

Prescription : bains ordinaires, contenant une dissolution d'une livre de guano; pas d'autre médication.

Ces bains furent pris tous les jours pendant une semaine; à chaque visite du chirurgien, l'amélioration du malade était constatée.

Au bout de la semaine, on fit prendre les bains de guano, seulement tous les deux jours, et le 3 février, c'est-à-dire au bout de vingt jours de traitement, S... sortit de l'hôpital complétement guéri.

2° Madame B... était atteinte d'une dartre couvrant les deux membres supérieurs. Pour combattre cette affection, elle avait inutilement employé la pommade de goudron, la pommade à l'huile de cade, etc.

C'est en vain qu'elle avait suivi un traitement épurateur interne; elle avait pris des purgatifs, des boissons délayantes, elle s'était soumise pendant un certain nombre de jours à l'usage de la limonade nitrique; tout cela sans succès.

M. le docteur M... lui parla des bains de guano, il lui conseilla douze cuillerées à bouche de cette substance dans chacun de ses bains. Au bout de douze jours, la guérison était radicale.

3° N... est un garçon de 22 ans, domestique, habitant

un des plus beaux quartiers de Paris, et dans la même maison depuis huit à dix ans. J'appuie sur tous ces faits, parce que la maladie survenue à N... parut au médecin qu'il consulta une affection scrofuleuse acquise.

Rien dans les antécédents qui puisse faire croire à un vice syphilitique, rien de strumeux dans la famille, et cependant, à la suite d'un coup, l'articulation du pied gauche gonfla outre mesure, un travail morbide se fit dans l'extrémité inférieure du fémur, la peau s'ouvrit du côté des malléoles, un ulcère blafard s'établit.

Contre cette affection, deux médecins consultés conseillèrent, l'un l'iodure de potassium à haute dose, l'autre l'huile de foie de morue et les applications d'onguent Canet. Non-seulement le mal ne céda pas, mais le traitement détermina des douleurs considérables.

Il ne s'agissait rien moins que de couper la jambe, lorsque N..., consultant un troisième médecin, reçut le conseil d'essayer les bains de guano. Il prit d'abord de simples bains locaux. Dans un bain de pieds ordinaire, il faisait dissoudre trois à quatre cuillerées du médicament. Ces bains locaux adoucirent l'irritation de l'ulcère. Ils apportèrent un peu de soulagement aux souffrances du malade, mais ils n'empêchèrent pas la plaie de s'agrandir.

N... fut soumis aux bains de guano généraux (quatorze cuillerées pour un bain entier), et la plaie s'est tellement resserrée, qu'elle tend aujourd'hui à une complète cicatrisation.

4° Mademoiselle *** a vingt-cinq ans.

Elle est d'un tempérament éminemment strumeux, blanche, grasse.

Elle a subi presque toute sa vie des engorgements ganglionaires, dont plusieurs ont fini par la suppuration.

A ces engorgements s'était mêlée depuis quelque temps déjà une éruption herpétique qui couvrait le cou, le haut des bras, et même une partie du visage.

Bien plus, l'affection, envahissant le cuir chevelu, avait fait tomber tous les cheveux.

L'iodure de potassium, l'huile de foie de morue, les bains de Baréges, les antiscorbutiques avaient été employés sans le moindre avantage.

Mademoiselle *** commença le 23 février l'usage des bains de guano; huit cuillerées par bain d'abord; elle en augmenta graduellement la dose jusqu'à dix, douze et quatorze cuillerées par bain. Au bout de six bains, l'amélioration était notable, et, après vingt-cinq bains l'affection herpétique avait complétement disparu.

Chose assez singulière, les cheveux qu'avait fait tomber la maladie se sont mis à repousser avant le dégagement complet de la peau.

5° La sœur S... a quarante et un an. Non-seulement elle est atteinte d'un eczéma sans importance, mais surtout, depuis un an, elle subit une toux si opiniâtre, que l'on craignait pour sa poitrine. Les bouillons pectoraux, les boissons adoucissantes n'avaient pu la calmer.

M. Récamier, pensant que ce catarrhe se rattachait à une cause constitutionnelle, vice lymphatique ou dartreux, prescrivit l'usage des bains de guano, en spécifiant de commencer par une demi-livre de guano chaque bain, pour monter graduellement jusqu'à une livre entière. De plus, il conseilla de placer un bain d'eau de son entre chacun des bains de guano. Voici le compte rendu que fit parvenir la malade, le 22 janvier, c'est-à-dire douze jours après le commencement du traitement :

Cessation de la toux du mercredi au jeudi suivant, repos tranquille ; — vendredi, bain de guano, grande agitation, pas de sommeil. Le jour suivant, bain de son, même agitation et absence de sommeil. Le jour suivant, bain de guano, sommeil interrompu par la toux; douleurs entre les deux épaules. Jour suivant, toux sèche le matin, cerveau très-embarrassé, la nuit passable. Jour suivant, bain de guano ; dans la soirée, grand malaise ; dans le bain, pesanteur à la poitrine, plusieurs élancements au cœur ; la nuit sans agitation. Jour suivant, toux sèche ; bain de guano sans rien éprouver dans le bain ; mais le soir, douleurs au-devant de la poitrine et entre les épaules. — Le jour suivant le bain ne produisait ni agitation, ni douleur, et, le 22 janvier, il survient dans le dos une éruption sans démangeaison.

En somme, les bains de guano qui avaient tant agité la malade, qui avaient produit une éruption cutanée, finirent par guérir cette éruption, et devinrent un adoucissant qui obtint la guérison du catarrhe.

Renseignements importants.

Le guano ne tache point les baignoires ; la solution des différents sels qu'il contient ne tache pas le linge, et l'odeur d'un bain de guano est presque nulle, bien moins désagréable, par conséquent, que l'odeur des bains sulfureux.

La dose le plus ordinairement nécessaire est de 4 à 500 grammes, huit à dix grandes cuillerées à bouche aussi pleines que possible.

Il est nécessaire, pour retirer du guano tous ses principes médicamenteux, de le mettre en contact avec de l'eau très-chaude, voire même avec de l'eau bouillante. En conséquence, après avoir fait préparer un bain simple ordinaire à 26 ou 27 degrés Réaumur, on doit verser la dose de guano dans une terrine, et l'on projette sur le guano environ un litre d'eau bouillante ; on agite avec une cuiller ou un bâton, et l'on mêle ensuite au bain préparé la solution et son résidu.

Dans la plupart des cas, les bains de guano ne produisent sur la peau aucune action désagréable : l'eau semble douce, savonneuse, onctueuse, et les malades y restent plongés avec un véritable plaisir; mais quand il s'agit de maladies ulcéreuses, de dartres aiguës et surimpressionnables, le contact de l'eau cause des picotements et des cuissons qu'il est nécessaire d'adoucir.

C'est pourquoi M. Récamier conseille de mettre dans le bain soit 500 ou 1,000 grammes d'amidon, soit un sac contenant un boisseau de son.

Quoique les bains de guano soient toujours bien supportés, il arrive, le plus souvent, que les premiers bains laissent un agacement cutané qui est toujours de bon augure. Loin d'interrompre, il faut résolûment continuer l'usage du moyen : la maladie ne se réveille en quelque sorte que pour mourir ; aussi est-il bon d'insister auprès des malades pour qu'ils prennent au moins cinq ou six bains, afin de juger si le moyen sera efficace ou non.

Comme tous les remèdes extérieurs, les bains de guano présentent le grand avantage de ne jamais exposer un malade à de graves inconvénients. Trop irritants, on les espace, on les éloigne ; on en fait passer l'irritation avec des bains amidonnés ou gélatineux. Insuffisants, inefficaces, on les abandonne, et on a du moins la consolation de n'avoir causé aucune commotion perturbatrice.

Comme tous les bains médicamenteux, les bains de guano doivent durer un temps raisonnable : on doit y rester au moins de quarante à cinquante minutes.

Les maladies pour lesquelles on emploie le guano étant presque toutes constitutionnelles, c'est-à-dire se rattachant à un tempérament particulier, ou à un vice général, il est nécessaire de leur opposer des bains entiers. Ce serait une erreur que de croire qu'une dartre au bras ou à la jambe, un engorgement au pied ou à la main peuvent se guérir par des bains locaux de guano. Les bains locaux pourront être employés comme adjuvants, mais les bains généraux sont indispensables.

Le guano, étant connu dans le monde industriel comme engrais, a été si souvent sophistiqué, qu'il est urgent de ne pas employer le premier guano venu; beaucoup de guano du commerce contient de la terre ou se trouve relevé par l'addition de certains sels. Il faut prendre du guano de première qualité, le piler, le tamiser, et le séparer par dose de bain.

Le guano destiné à des bains a besoin d'être tenu dans des vases de verre ou de terre, à l'abri de l'air et de la lumière. Mis en sac, il ronge le papier, s'évapore et perd de son action; exposé à la lumière, il perd de ses qualités, se modifie désavantageusement.

SCROFULES.

SCROFULES.

I. Apparences extérieures de cette maladie.

C'est une affection singulière ! Bien souvent confondue avec des maladies toutes différentes, avec le scorbut, par exemple, ou avec cette affection spéciale que nous avons dit provenir d'un vice spécifique.

Je crois que c'est à cause de ces confusions, ou si vous voulez de ces fréquentes complications, que les maladies scrofuleuses ont été si souvent regardées comme incurables.

Vous êtes malade et vous faites demander un médecin; le praticien arrive, examine, interroge; point de fièvre, point de trouble considérable; un simple engorgement des ganglions lymphatiques et une faiblesse ou langueur manifeste dans la vitalité. Il en conclut qu'il ne s'agit que d'un excès de lymphatisme, c'est-à-dire qu'il y a prédominance des tissus blancs, exagération de la lymphe, désordres digestifs, etc., etc. Alors il ordonne des toniques, des amers; il prescrit un régime alimentaire fortifiant; il recommande l'exercice au grand air, la grande lumière, la chaleur solaire. Tous ces conseils sont on ne peut plus logiques, vous le comprenez et (ce qui n'arrive pas à tous les malades) vous êtes raisonnable, vous obéissez.

Point d'amélioration cependant, et l'espoir de guérison, qu'on vous avait fait entrevoir, s'éloigne, s'enfuit, puis disparaît comme un feu follet qui s'éteint.

La raison en est bien simple : derrière les apparences simplement scrofuleuses (appelons les choses par leur nom) se cachent des complications, des vices généraux, vice scorbutique ou spécifique, peu importe. Pour détruire un arbre et l'empêcher de repousser jamais, il ne suffit pas de prendre une cognée et d'en abattre la tête et le tronc; il faut l'arracher jusque dans ses plus profondes racines. De même, pour traiter avec quelques chances de succès une maladie chronique, une maladie qui a des apparences scrofuleuses, il importe de rechercher si cette maladie est toute simple, et si le traitement conseillé n'est entravé par aucune complication.

Je dirai un peu plus bas ce que je pense du caractère essentiel des maladies scrofuleuses. En ce moment, il ne s'agit que des symptômes extérieurs.

Ce genre d'affection ne surgit guère que chez des individus lymphatiques, chez des sujets à peau blanche, à cheveux blonds ou roux, chez des individus ayant le tissu cellulaire très-développé et présentant une tendance manifeste à l'obésité.

On prétend encore que le tempérament lymphatique se dénonce par d'assez bizarres apparences; de même qu'on a remarqué les doigts effilés des poitrinaires, on a prétendu que les sujets lymphatiques, voués aux scrofules, avaient de longs cils aux paupières, des lèvres épaisses et les cavités nasales souvent encombrées de mucosités, des dents très-blanches, mais disposées à la carie.

Je ne donne ces observations que pour ce qu'elles valent. J'ai rencontré bien souvent des scrofuleux qui n'avaient point de longs cils et dont la bouche était petite et pincée, et qui n'avaient point besoin de recourir sans cesse à leur mouchoir; je sais bien qu'on peut répondre par ce banal argument : A toute règle il est des exceptions. Exceptions? soit.

Quand une maladie scrofuleuse se déclare, tout l'organisme du malade, toute sa vitalité s'en ressentent. Il n'y a point encore de tumeurs ganglionaires; mais déjà se succèdent les malaises digestifs, la langueur musculaire et une espèce de marasme général. Le regard est terne, le cœur bat lentement. Le sommeil est facile, mais peu réparateur.

Bientôt apparaissent au cou, aux aines ou dans d'autres régions des bosselures, des gonflements, des tumeurs indolentes qui ne sont le siége d'aucunes douleurs manifestes; on les touche sans produire la moindre sensation. On constate un boursouflement, voilà tout; mais peu à peu, sourdement, traîtreusement, en quelque sorte, les engorgements augmentent de volume, et puis un vilain jour on sent que la tumeur, qui était dure, s'amollit et s'étend; finalement elle abcède; alors, rongeant, perçant la peau, les liquides contenus dans les tumeurs scrofuleuses bavent et s'écoulent au dehors.

Les plaies qui en résultent, aussi bien que les liquides épanchés, sont caractéristiques; plaies pâles et blafardes, suppuration sanieuse et fétide; une suppuration sanieuse, c'est-à-dire qu'au lieu d'être épaisse, liée, crémeuse, elle ressemble à de l'eau sale.

Quand un abcès ordinaire, succédant à une inflammation franche, parvient à s'ouvrir, c'est, en quelque sorte, le dénoûment de la maladie; la convalescence est commencée, car un organisme vivant tend toujours à la réparation. Après avoir mis à la porte tout le liquide produit par la tumeur abcédée, la nature s'occupe bien vite de réparer les brèches, et alors commence le travail cicatriciel.

Dans les abcès scrofuleux, au contraire, non-seulement il y a lenteur, langueur manifeste, mais, au lieu de se refermer, les plaies tendent à s'agrandir. Je vais tâcher de vous en expliquer la cause.

II. Explications diverses.

Ne fardons pas la vérité, et déclarons bien sincèrement que les maladies scrofuleuses tiennent à un vice général, à une sorte d'empoisonnement constitutionnel. Nous en rechercherons la nature; mais rassurons vite, car notre franchise pourrait bien épouvanter.

— Si les scrofules sont le résultat d'un vice constitutionnel, nous dira-t-on, comment espérer les guérir, et n'est-ce pas avec raison que ce genre de maladie est réputé incurable!

— Non, vraiment. N'ai-je point admis, n'ai-je point démontré l'existence d'un vice dartreux, et bien vite après n'ai-je point prouvé que la plupart des dartres sont guérissables? Que deviendrait le genre humain, grand Dieu, si toutes les maladies constitutionnelles étaient incurables!

Les constitutions se modifient; elles changent souvent elles seules. Que d'enfants manifestement lymphatiques deviennent avec l'âge ou bilieux ou sanguins! Est-il rare de voir de jeunes femmes devenir chlorotiques, anémiques et nerveuses après avoir été longtemps calmes, fortes et presque pléthoriques? A plus forte raison peut-on régénérer une constitution vitale en employant tout à la fois et les moyens hygiéniques et les moyens pharmaceutiques.

Si vous saviez que de systèmes on a inventés, que de

théories on a bâties, que d'exagérations on a commises pour expliquer les scrofules !

Tout d'abord on a mis en avant les idées humoristes, et franchement ce n'étaient pas les plus mauvaises. Depuis Hippocrate jusqu'au siècle actuel, on a dit et pensé que les maladies scrofuleuses étaient causées, entretenues par une humeur spéciale. On cherchait à le démontrer en mettant en avant l'hérédité de ces maladies, leur ténacité, leur résistance à tout traitement.

Et puis est arrivée l'école physiologique; elle a prétendu, avec raison, qu'il n'y avait point d'humeur démontrable, et que, par conséquent, les scrofules n'étaient autre chose que les résultats d'une irritation générale, que les conséquences de la subinflammation du réseau lymphatique. Quelles étaient les causes de cette irritation ou de cette subinflammation? On ne s'en embarrassait point. C'était le temps ou la lancette, et les sangsues étaient à peu près les seuls moyens employés, ou les saignées, coup sur coup, étaient prônées comme devant débarrasser de toutes maladies. C'était d'autant plus déplorable que les affections scrofuleuses amènent infailliblement, avec les désordres vitaux qu'elles déterminent, un affaiblissement, une langueur que ne pouvaient qu'augmenter encore les émissions sanguines.

Bientôt surgirent de nouvelles et plus absurdes explications. C'était l'époque où l'on se révolutionnait (bien ingratement, à mon avis) contre toutes les préparations mercurielles. On avança que les scrofules n'étaient pas autre chose que des maladies spécifiques dégénérées, et on soutint que ces dégénérescences étaient causées par le mercure!... — Nous avons, en médecine, deux ou trois médicaments sûrs, c'est-à-dire qui manquent rarement de produire l'effet qu'on en attend; nous avons le quinquina comme antipériodique et le mercure comme antispécifique; eh bien! il n'est point de reproches, point de calomnies, que l'on n'ait accumulées contre ces remèdes-là.

—« Le quinquina amène d'affreux accidents cérébraux, « le quinquina détraque tout le système nerveux; de même « le mercure détériore les constitutions, affaiblit les tem- « péraments et attaque tout, muscles et viscères : il pénè- « tre même jusqu'à la moelle des os!... »

Que voulez-vous, à de pareilles sottises, il n'y a point de réponse à faire; on hausse les épaules et l'on se tait. Toutes ces diatribes ressemblent à celles de messieurs les académiciens s'élevant contre l'emploi du chloroforme, le chloroforme, une des plus précieuses conquêtes de notre moderne chirurgie.

On a dit encore : les affections scrofuleuses proviennent d'un excès des tissus blancs, d'une exagération anormale du grand réseau lymphatique. Excès, exagération, soit; mais quelle est la cause de cet excès, quel est le mobile de cette exagération?

Pour mon compte, il est évident que, dans toute maladie scrofuleuse, il existe un *principe constitutionnel*, un désordre physiologique, un *vice général*, enfin, qui a ses analogues dans le vice scorbutique, dans le vice dartreux, dans le vice spécifique.

Maintenant, que l'on appelle ce principe vice d'humeur ou diathèse, peu importe.

De quelle nature est ce vice, ce principe? Je les examinerai tout à l'heure, et j'exposerai bien naïvement une petite théorie qui m'est personnelle. Auparavant, il est bon, je crois, de décrire un peu plus complétement la maladie qui nous occupe.

III. Apparences diverses des maladies scrofuleuses.

Les scrofules tiennent si évidemment à un vice intérieur, que c'est intérieurement, le plus souvent, qu'ils s'établissent et produisent leurs ravages.

Ainsi, voilà un enfant dont les articulations se gonflent et se soudent; vous avez beau appliquer sur le mal des médicaments résolutifs ou des cataplasmes émollients, la maladie augmente, et le médecin appelé pour la traiter prononce les terribles mots de tumeur blanche ou de tubercules des os! scrofules!

Chez celui-ci, le cou, les aines, le ventre lui-même, apparaissent remplis de tumeurs dures, indolentes. Il respire difficilement, parce que tous les ganglions engorgés, pressant autour du cou, apportent une entrave bien compréhensible à la fonction respiratoire; scrofules!

Celui-là ne peut plus marcher ni se tenir debout, parce que les tumeurs, qui se multiplient dans le pli des aines, empêchent mécaniquement le jeu des membres inférieurs; scrofules encore!

Enfin, chez ce dernier, les digestions deviennent pénibles, parce qu'à travers la masse intestinale s'accumulent toutes les bosselures que présente la maladie vulgairement connue sous le nom de carreau; scrofules, scrofules toujours!

Il faut bien admettre, ce me semble, que toutes ces maladies proviennent d'un vice général. Il n'y a aucune plaie extérieure, aucune lésion intérieure non plus. Le malade mange, boit et dort, comme s'il était en parfaite santé; mais la réparation alimentaire se fait mal, parce que le système lymphatique est malade, et que tout s'enchaîne dans l'organisme vivant.

Un vice général, quel qu'il soit, a ses prédilections

pour telle ou telle région, pour tel ou tel organe. C'est assez bizarre, mais c'est comme ça. La goutte se porte aux extrémités, dont elle gonfle les différentes articulations. Le rhumatisme est voyageur; après avoir stationné ici et là, il termine toujours par se fixer définitivement sur quelque grosse articulation, d'où il retentit jusqu'au fond du cœur. Les dartres n'affectent guère que la peau; le scorbut gangrène les chairs, et les scrofules s'attaquent spécialement au système lymphatique.

J'ai donné, dans mon *Cours d'hygiène*, quelques détails sur le système lymphatique; j'ai dit qu'il était composé d'un nombre considérable de petits vaisseaux aboutissant à des glandes, rampant tous, et sous la peau extérieure, c'est-à-dire dans le tissu cellulaire ou graisseux, et sous la peau intérieure, sous les muqueuses et séreuses, dont j'ai déjà parlé maintes fois. Or, ce grand réseau lymphatique tient au réseau artériel veineux. Le sang rutilant s'élance par les artères, nourrit chaque organe, mais laisse des détritus que deux sortes de vaisseaux sont chargés de remporter : les veines, qui charrient le plus gros; les vaisseaux lymphatiques, qui remmènent les plus petits débris. S'il survient une cause inflammatoire dans les artères, elle produit de la fièvre; dans les veines, elle cause la phlébite; dans le système lymphatique, elle amène l'engorgement des ganglions. Il est facile de vérifier ce que j'avance. Ayez une plaie au doigt, une écorchure à la jambe, une dartre au cou, et voilà que sous l'aisselle, c'est-à-dire sous le bras correspondant au doigt endommagé, arrivent d'inquiétantes grosseurs; dans l'aine qui correspond à la jambe malade apparaissent des bosselures, et, tout autour du cou dartreux, se gonflent, s'engorgent une foule de ganglions.

Réfléchissez bien que nous ne parlons que de plaies extérieures, plaies au doigt, à la jambe ou au cou. On a donné, de tous ces engorgements ganglionaires, des explications que vous pouvez comprendre.

Il faut qu'avant de retourner au cœur les détritus du sang, après avoir passé par les veines, traversent tous les vaisseaux lymphatiques. Or, s'il survient une plaie, si minime qu'elle soit, les canaux lymphatiques qui la traversent y ramassent des détritus de mauvaise nature, qu'ils charrient et qu'ils portent dans les ganglions. Là ces détritus de mauvaise nature s'arrêtent, et deviennent une cause toute naturelle d'inflammation. Eh bien! supposez qu'au lieu d'une plaie extérieure il existe un vice constitutionnel, que je pourrais comparer à une plaie intérieure : les vaisseaux lymphatiques s'engorgent, les ganglions se tuméfient; après l'irritation et l'inflammation vient la suppuration, c'est-à-dire les plaies, plaies blafardes, rongeantes, interminables, et qui nécessitent une active médicamentation.

C'est cette marche lente des plaies scrofuleuses, et la chronicité de tous les accidents que peuvent déterminer ces sortes de maladies, qui prouvent péremptoirement, ce me semble, le vice général qui en est la cause, la racine.

IV. Le vice scrofuleux a-t-il été démontré?

Il se trouve prouvé quotidiennement, par les accidents que nous venons de passer en revue; il est héréditaire, mais il n'est point contagieux.

C'est là le grand cheval de bataille des praticiens qui prétendent que les scrofules sont des maladies ordinaires! Inoculez, disent-ils, et montrez-nous la maladie scrofuleuse sortant de l'inoculation.

Je me sers peut-être d'expressions médicales que tout le monde ne pourra pas comprendre. L'inoculation d'un vice constitutionnel se pratique absolument comme la petite opération de la vaccine. Vous trempez dans la plaie suppurante la pointe d'un bistouri ou d'une lancette, une simple épingle ou une aiguille, puis vous en piquez la peau d'un individu bien portant ; il faut que le derme et l'épiderme soient traversés, il importe d'opérer avec assez de précaution pour qu'il y ait peu de sang répandu. Si l'instrument a bien agi, et se trouve réellement chargé d'une humeur inoculable, à la suite de la piqûre, la plaie se ferme, la cicatrisation ne tarde pas, mais bientôt surgissent les symptômes d'une inflammation ! Le grain a germé et voilà la maladie qui pousse ; c'est-à-dire que les parcelles d'humeurs, portées à l'intérieur du corps humain, suscitent des accidents locaux, d'abord, puis généraux qui démontrent, aux plus incrédules, la contagion de la maladie inoculée.

Eh bien ! l'humeur scrofuleuse, pas plus que la plupart des liquides fournis par les maladies dartreuses, n'est inoculable ; mais les liquides produits par les accidents tertiaires des maladies spécifiques *ne sont point inoculables non plus*. Qui osera dire cependant que ces maladies-là ne tiennent pas à un vice intérieur ?

V. Simple interrogation.

J'ai parlé des maladies éruptives dans mon ouvrage sur la *Santé des mères et des enfants*. J'ai dit aussi bourgeoisement que je devais le faire en m'adressant à des gens du monde, ce que je pensais de la rougeole et de la petite vérole. Il est un fait que j'ai omis et sur lequel il me paraît nécessaire de revenir.

Pendant que je faisais de la médecine active, c'est-à-dire pendant que je courais la clientèle, je me heurtai contre un cas des plus embarrassants. Il s'agissait d'un enfant de quinze ans dont la maladie, quoique grave, ne présentait aucun caractère tranché : Fièvre considérable, maux de tête, délire même, aucun embarras intestinal. J'avais la crainte fondée d'une inflammation du cerveau. Je prescrivis les moyens d'usage, je recommandai surtout de tenir les pieds enveloppés de cataplasmes de farine de graine de lin; puis j'allai supplier Récamier de venir à mon secours, c'est-à-dire de venir avec moi visiter le malade afin d'arrêter le plan de conduite à suivre.

Quand nous arrivâmes près du patient, le pauvre garçon jetait des cris épouvantables ! Au lieu de lui mettre aux pieds des cataplasmes, faits avec de la farine de graine de lin, on avait pris de la farine de moutarde. Le cataplasme, par conséquent, était devenu sinapisme, et je vous laisse à penser l'effet produit par des sinapismes tenus en place pendant trois heures de suite ! Il pouvait en résulter du sphacèle, de la gangrène; il en advint une étonnante guérison ! Nous trouvâmes les jambes et la moitié du corps couverts de boutons caractéristiques, et Récamier me dit :

— Vous aviez affaire à l'une de ces maladies éruptives, douteuses, méchantes et qui ne veulent pas sortir. Grâce aux sinapismes exagérés que vous n'aviez pas commandés, mais qui ont été employés, on a déterminé l'éruption ! Suivez votre chemin maintenant ! vous y voyez clair et vous n'avez plus à redouter une inflammation du cerveau.

Donc, il y a des maladies éruptives qui ne sortent pas, et qui, par cela même, n'en sont que plus dangereuses.

Pourquoi ne regarderait-on pas les scrofules comme une maladie dartreuse qui n'est point sortie ?

Cette explication donnerait raison de tous les succès obtenus dans les maladies scrofuleuses par les médicaments employés contre les maladies dartreuses.

Je sais bien qu'il y a la question des complications, et que bien souvent, par exemple, une maladie qui paraît scrofuleuse, n'est autre chose que le résultat *tertiaire* d'une maladie spécifique. Mais à côté des scrofules douteuses, n'en est-il point de bien caractérisées, de tout à fait spéciales? Or, c'est dans ces cas que les traitements dont je vais parler réussissent davantage.

VI. Hygiène.

Comme je le disais pour les dartres, afin d'arriver à un traitement rationnel, à un traitement capable de combattre victorieusement une maladie, il faut rechercher et tâcher de bien reconnaître les causes de cette maladie.

Comme cause de la maladie scrofuleuse, nous avons d'abord l'hérédité, ensuite nous avons les tempéraments lymphatiques, et nous avons surtout les fautes hygiéniques.

Bon nombre d'affections scrofuleuses sont congénitales, c'est-à-dire que certains enfants en naissant en apportent le germe, quelquefois même le développement; mais il arrive souvent aussi que les scrofules *s'acquièrent*, c'est-à-dire se déclarent dans le courant de la vie.

Ainsi un enfant peut être très-sain, très-vivace avec toutes les apparences de la santé; on le confie à une nourrice infidèle; il est mal soigné, mal nourri : l'enfant devient étique, scrofuleux.

Cet autre est allaité par sa mère, qui lui prodigue tous les trésors de sa tendresse. On le met au sein tant qu'il veut, ce cher nourrisson; il y reste aussi longtemps qu'il veut; et voilà que cette imprudence mine la nourrice; le lait de cette femme épuisée devient de mauvaise qualité; l'enfant dépérit et souvent surviennent les scrofules.

Ce garçon, lui, avait traversé sans encombre les premières années de la vie. Tout jeune et frêle encore, on le fait entrer dans une fabrique où il est mal aéré, surmené : il aboutit aux scrofules.

Je l'ai dit, le vice scrofuleux n'est point inoculable, et les liquides qui sortent des plaies scrofuleuses ne sont pas manifestement contagieux; il n'en est pas moins vrai que le contact souvent répété des gens atteints de ces maladies, que la vie intime avec des scrofuleux offre des dangers.

On a successivement attribué le développement des scrofules à des causes différentes, qui toutes ont certainement une influence pernicieuse. On a dit :

— Les scrofules proviennent le plus souvent d'une nourriture insuffisante ou insalubre.

— Les scrofules sont le résultat des boissons et aliments préparés avec une eau crayeuse ou mal aérée.

— Les scrofules sont causées par la respiration prolongée d'une atmosphère viciée, d'un air malsain et corrompu.

— Les scrofules sont souvent la punition de la malpropreté.

— Les scrofules sont produites par l'humidité habituelle de certaines contrées.

Examinons.

Je crois effectivement qu'une nourriture malsaine aide au développement des tumeurs ganglionaires. Or, remarquez tout de suite que nous avons attribué aussi à la mauvaise nourriture l'explosion des maladies dartreuses....

Il est clair que pour se bien porter il est nécessaire de

se nourrir suffisamment, et je m'explique les ravages possibles d'une nourriture trop épicée.

Les épices, les condiments, sont des excitants qui donnent des espèces de coups de fouet au grand organe digestif. Pris en trop grande quantité, ils produisent sur la muqueuse stomacale une irritation passagère qui accélère le travail fonctionnel de l'estomac; la digestion alors est précipitée, escamotée, en quelque sorte, et la réparation alimentaire devient insuffisante. De là, faiblesse générale, désordres sanguins; de là, des irritations à la peau, c'est-à-dire des dartres; de là, des engorgements ganglionaires, c'est-à-dire des scrofules.

Maintenant il faut rassurer un peu, et dire bien franchement aux ouvriers, aux travailleurs, qu'on a beaucoup exagéré le rôle que jouent les aliments dans la production des scrofules; car enfin la classe populaire n'a pas les moyens de dépenser beaucoup pour sa nourriture, et il ne faut pas que des parents, renseignés par mes modestes ouvrages, s'imaginent que leurs enfants vont devenir scrofuleux par la seule raison qu'ils ne peuvent pas les nourrir comme de grands seigneurs.

« Quand on observe les scrofules sur un grand nombre « d'individus, écrit M. Baudeloque, on est frappé d'un « fait, qui, avec les opinions généralement admises, pa« raît inexplicable : c'est que des individus qui font « usage d'une nourriture succulente, recherchée même, « peuvent devenir scrofuleux : cela n'est point du tout « rare à Paris. On y voit souvent des enfants apparte« nant à des parents aisés, riches même, être affectés « d'écrouelles, quoiqu'on apporte le plus grand soin « dans leur nourriture, quoiqu'on fasse choix pour eux « du meilleur pain, d'excellent vin, de viandes de pre« mière qualité. On peut donc devenir scrofuleux mal« gré l'usage d'une bonne nourriture.

« A Paris, les enfants des ouvriers ont de bon pain; « ils mangent souvent de la viande, boivent du vin. Ils « sont cependant scrofuleux en grand nombre. Dans « beaucoup de villages, au contraire, dans la Picardie, « par exemple, les enfants n'ont que du pain noir; ils « boivent de l'eau, mangent rarement de la viande, en- « core est-ce le plus souvent du lard. Ils vivent de lait, « de légumes. Cependant les scrofules y sont fort rares. »

Nous avons en France des pays riches, c'est-à-dire des contrées où règne l'aisance, où stationne la fortune. Allez dans la Normandie, vous n'y trouverez pas un mendiant. Si, par hasard, vous êtes admis aux dîners de famille, vous pourrez vous convaincre qu'on mange là tout aussi bien qu'à Paris! Par contre, voyez en Bretagne, pays pittoresque, c'est vrai, mais aride, arriéré, la nourriture y est informe, le pain n'est pas mangeable, la viande est une rareté : eh bien! en Normandie vous trouvez une quantité considérable de maladies scrofuleuses : en Bretagne vous n'en voyez presque pas.

Les maladies scrofuleuses sont-elles le résultat des eaux crayeuses et mal aérées? c'est encore le savant médecin de l'Hospice des Enfants qui va se charger de vous répondre :

L'eau qui provient de la fonte des neiges ou des glaces passait pour très-insalubre chez les anciens. On la disait crue, dure, d'après la croyance où l'on était que la congélation lui avait enlevé son principe le plus doux. Cette eau est de moins facile digestion que l'eau de rivière: on ne peut en disconvenir; mais on sait aujourd'hui que cela tient, non à une différence de composition, mais bien à ce que la quantité d'air atmosphérique interposé entre ses molécules est moins considérable. L'observation démontre que l'usage de l'eau de neige est tout à fait étranger à la production des scrofules. En voyant la belle santé dont jouissent les habitants des montagnes, eux qui n'ont d'autre eau que celle qui découle des glaciers, eux qui la reçoivent les premiers, il faut chercher une autre cause aux écrouelles qui désolent les habitants des vallées et des plaines. Une remarque semblable a été faite par rapport aux eaux séléniteuses. Bordeu a vu la maladie scrofuleuse très-commune dans les villages qui ne sont séparés que par un torrent d'autres villages où les écrouelles sont fort rares. Les habitants des deux rives se nourrissent de même, boivent de la même eau, qui est pour l'ordinaire celle du torrent mitoyen. Saussure fait observer que les habitants de la cime des montagnes boivent la même eau que les habitants de la vallée, et cependant on ne trouve pas de scrofuleux parmi les premiers, tandis qu'on en rencontre beaucoup chez les derniers. La conséquence de ces remarques est facile à déduire; elle me paraît sans réplique. Deluc dit bien que partout où il a vu des scrofuleux, les eaux étaient séléniteuses. Mais pour que la conclusion qu'il veut en tirer fût exacte, il faudrait qu'il eût rencontré des scrofuleux partout où les eaux sont séléniteuses. : or, il n'en est pas ainsi. Il existe une très-grande différence entre l'eau de la Seine et l'eau d'Arcueil par rapport aux sels qui y sont contenus. L'eau d'Arcueil est beaucoup plus chargée de sulfate de chaux. On n'observe pas, comme le remarquent très-bien Fournier et M. Bégin, que les scrofules soient plus nombreuses dans les quartiers où cette eau se distribue que dans ceux où l'on fait usage exclusivement de l'eau de la Seine. Elles y sont, au contraire, moins répandues, comme me l'ont prouvé les recherches que j'ai faites à cet égard sur la demeure des scrofuleux admis à l'Hôpital des Enfants pendant plusieurs années. Cette différence tient à des circonstances tout à fait indépendantes de la nature des eaux.

Que les eaux privées d'air, que celles qui tiennent en dissolution une proportion très-grande de sels calcaires, se comportent à l'égard de l'estomac autrement que les eaux pures et bien aérées; qu'elles soient, comme on le dit vulgairement, lourdes et indigestes, je ne le contesterai pas. L'observation semble le prouver. Mais il y a bien loin d'un pareil effet à la production des scrofules.

Vous voyez qu'on ne peut répondre plus catégoriquement. Il est vrai que M. Baudeloque avait à annoncer et tenait à faire prévaloir une explication, une théorie nouvelle sur la formation des scrofules, et il l'a fait avec une telle éloquence, un si remarquable talent, qu'il obtint d'abord un immense succès.

Baudeloque attribuait exclusivement ces scrofules à la respiration d'un air vicié, et je ne puis résister au désir de reproduire quelques pages de cette intéressante discussion, d'autant qu'elle renferme d'excellents conseils hygiéniques.

Partout où il y a des scrofuleux, nous dit-il, cette cause (l'altération de l'air) existe, partout où elle existe, il y a des scrofuleux, et là où elle manque la maladie scrofuleuse n'est pas connue !...

Le séjour habituel dans un air altéré, non suffisamment renouvelé, n'est pas douteux à l'égard des habitants peu aisés des grandes villes, à l'égard de la classe ouvrière. Il a été signalé par tous les auteurs.

Il existe dans les grandes villes une classe d'habitants aisés parmi lesquels la maladie scrofuleuse est très-répandue. Je veux parler des marchands en boutique. Leur séjour continuel dans un air altéré, non suffisamment renouvelé, n'est pas difficile à prouver. Ils ont presque tous des habitations très-resserrées, situées pour la plupart dans des rues étroites dont les maisons sont très-élevées. Ils passent la journée dans une boutique ou une arrière-boutique souvent encombrée : cette dernière sert en outre de salle à manger et quelquefois de chambre à coucher. Les croisées, lorsqu'il en existe, ne sont presque jamais ouvertes, et l'air ne peut guère se renouveler que par la porte ou la cheminée s'il y en a une. Durant la nuit, les marchands dont il est question ne sont point placés dans des conditions plus salubres. C'est à l'entre-sol ou au premier étage qu'ils couchent, et leurs chambres sont toujours très-petites relativement au nombre de personnes qui doivent y reposer. On n'y séjourne guère moins de huit heures et souvent davantage. Dans un lieu étroit et bien clos l'air s'altère rapidement, et le matin cet air doit présenter une notable différence dans la proportion relative à ses principes constituants, de l'oxygène, de l'azote et du gaz acide carbonique. Sous une pareille influence, les enfants deviennent promptement scrofuleux, et il n'est pas possible de se méprendre sur la véritable cause du mal, si l'on fait attention que ces enfants sont bien nourris, bien vêtus, tenus très-proprement; que le plus souvent ils proviennent de parents qui, nés et élevés à la campagne, jouissent d'une belle santé, ne connaissent point de scrofuleux parmi leurs ascendants. On me fera peut-être observer que les enfants ne restent point toute la journée soumis à la respiration d'un air vicié; qu'ils sont fréquemment conduits dehors, à la promenade. Mais il se passe beaucoup de jours durant lesquels ils ne sortent point : il leur arrive bien rarement de rester dehors plus de quatre heures, et souvent le temps de la promenade est beaucoup moins prolongé.

Ils sont donc renfermés au moins vingt heures sur vingt-quatre. Ainsi, en admettant les suppositions les plus favorables, l'influence pernicieuse de l'habitation se fait encore sentir pendant les quatre cinquièmes de la journée.

Et les chambres à coucher! Plusieurs personnes réunies dans un espace étroit et bien fermé comme le sont les chambres à coucher, ne tardent pas à vicier grandement l'air, à changer les rapports de ses principes constituants. La quantité d'oxygène diminue, la proportion relative d'azote augmente, de même que celle de l'acide carbonique, tandis qu'il s'y répand des miasmes plus ou moins nombreux. Pendant un séjour au lit de huit à dix heures, le poumon agit longtemps sur un air de plus en plus vicié. La respiration se fait incomplétement en ce sens que la transformation du sang noir en sang rouge est imparfaite et l'est d'autant plus que l'air contient une proportion moins grande d'oxygène. On conçoit facilement qu'un mal révivifié doit exercer sur la nutrition une influence fâcheuse. C'est de là que naissent les scrofules.

Beaucoup d'enfants vivent au milieu des circonstances les plus défavorables à la respiration, quoique appartenant à des parents qui jouissent d'une honnête aisance et qui paraissent très-bien logés. On n'attache aucune importance au lieu où couchent ces enfants : il suffit qu'il y ait place pour le lit, et, comme on se garde bien de le laisser voir aux étrangers, l'amour-propre n'a pas à en souffrir.

On n'a jamais pu donner une raison satisfaisante du développement des écrouelles chez les enfants appartenant aux classes aisées, riches, chez des enfants bien nourris, recevant des soins de propreté convenables, demeurant dans un appartement grand, bien aéré, situé dans le quartier le plus salubre d'une ville. Comme on veut ordinairement tout expliquer, on a recours à des suppositions plus ou moins gratuites, dont un esprit sévère ne saurait se contenter : c'est ainsi qu'on attribue la maladie à un vice intérieur, d'autant plus caché qu'il serait impossible d'en démontrer l'existence, ou bien on remonte à deux ou trois générations directes ou collatérales pour trouver quelque présomption d'hérédité.

Jusqu'à présent on n'a point songé à s'enquérir de l'étendue, de la disposition de la chambre à coucher, des soins que l'on prend de l'aérer, du temps qu'on y séjourne : c'est là cependant que l'on trouvera souvent la cause du mal. On passe la nuit dans une chambre étroite, hermétiquement close, dans une alcôve dont on ferme soigneusement les rideaux ; on s'isole pour ainsi dire dans une atmosphère resserrée, respirant durant huit à dix heures un air qui ne peut pas se renouveler et qui s'altère d'autant plus profondément que sa masse est moins considérable.

La manière dont on se place dans le lit mérite aussi la plus grande attention. Il est des enfants qui ont l'habitude de se coucher sur le ventre, la face appliquée contre l'oreiller : d'autres, en plus grand nombre, se placent entièrement sous les couvertures, de telle sorte que, pendant toute la nuit, ils doivent respirer la petite quantité d'air renfermée avec eux. On comprend combien cet air doit être rapidement et profondément vicié, en raison de sa petite quantité et de son isolement presque complet de celui de la chambre. La peur est souvent ce qui détermine les enfants à se cacher de la sorte.

Voilà la théorie et les explications du savant médecin en chef de l'hospice des Enfants.

Pourquoi faut-il ajouter que, tout ingénieuse que soit cette théorie, elle est trop exclusive. Hélas ! l'examen approfondi des faits est venu démontrer que l'air vicié ne saurait être la cause unique et fondamentale des scrofules... Lisez la savante dissertation de Lebert.

C'est parce que je n'ai trouvé nulle part une théorie satisfaisante, que je me suis forgé la mienne, et que je me suis posé ce point d'interrogation : Les maladies scrofuleuses ne seraient-elles pas des espèces de dartres intérieures? Remarquez que l'air vicié donne des dartres aussi, en apportant un obstacle à la sanguification, à la circulation sanguine.

Au reste, poursuivons notre examen.

On a encore attribué les scrofules à l'humidité, à la malpropreté. Or, j'ai pu me convaincre que ces causes, réunies à celles déjà énoncées, semblent vraiment admissibles.

Sur certaines côtes de France, dans des sites magnifiques, au milieu d'une population maritime qui trouve une foule de ressources dans les épaves du rivage, malgré un air pur, salin, iodé même, j'ai trouvé nombre de malades atteints d'affections scrofuleuses. Or, il y a là deux causes constantes qui détériorent les constitutions : malpropreté des logis, humidité presque incessante des logements et des vêtements.

On ne se figure pas à quel point l'incurie est portée dans certains de ces villages : on y balaye à peine; les ruisseaux sont pleins presque sans cesse d'une eau fétide et croupissante; de chacun des trous qui servent d'écuries aux bestiaux s'échappent des liquides nauséabonds; les détritus de cuisine sont jetés et entassés dans presque tous les coins : n'est-ce point là de la malpropreté capable d'engendrer un air vicié, lequel devient d'autant plus délétère qu'il coïncide avec une déplorable humidité? Il semble que cette humidité incessante donne à la peau un cachet spécial; elle la dénature, elle la boursoufle et lui ôte la possibilité de remplir ses fonctions ; la transpiration se fait mal, et les désordres intérieurs augmentent ; bref, la peau, se trouvant dans des conditions physiologiques qui la rendent incapable de remplir ses obligations, semble former, autour du système lymphatique qu'elle recouvre, une enveloppe infranchissable : de telle sorte qu'au lieu d'une efflorescence cutanée, d'une maladie dartreuse, il en résulte en quelque sorte une dartre souterraine, une dartre avortée.

Encore une fois, je ne donne cette explication que pour ce qu'elle vaut, et je la présente tout simplement sous la forme dubitative. Ce qu'il y a de certain, c'est que dans une foule de cas les médecins sont amenés à traiter les scrofules absolument comme les dartres : ce qu'il y a de certain encore, c'est que les maladies scrofuleuses présentent les deux caractères principaux des dartres : vice intérieur et chronicité.

Mais laissons là les théories, résumons nos prescriptions hygiéniques et passons à l'article du traitement.

Ainsi, 1° en première ligne, on doit se garantir le mieux possible contre l'humidité ; pour cela, le meilleur moyen est la laine sur la peau.

2° En second lieu, il faut le grand air, le bon air.

3° Une nourriture suffisante, ni trop épicée, ni exclusivement végétale, si faire se peut ; car il est reconnu que le maigre soutient bien moins qu'une nourriture animale ; et, à ce sujet, je ne saurais trop m'élever contre les préjugés de certains parents, qui, craignant de donner des vers à leurs enfants, retardent pour eux le plus possible un régime alimentaire, substantiel. (Voir au reste ce que j'ai dit là-dessus dans mon ouvrage sur *la santé des mères et des enfants*.)

4° Une propreté qui n'est jamais bien coûteuse, c'est-à-dire des lavages et de temps en temps des bains sont indispensables.

5° Et puis de l'exercice gymnastique, ne pas trop avoir peur de faire brunir un peu les enfants aux bons rayons du soleil de Dieu.

VII. Traitement.

On comprend d'avance que je n'entends pas conseiller aux gens du monde de se soigner seuls dans une maladie aussi grave que celle des scrofules ; car il n'y a qu'un point sur lequel sont d'accord tous les auteurs qui ont écrit sur cette matière : c'est la difficulté du traitement.

Et cependant il n'est point un médecin qui n'ait pu voir, ou tout au moins apprendre et constater par écrit des guérisons bien avérées de la maladie scrofuleuse. Les hôpitaux en ont fourni un grand nombre d'exemples, et ces exemples se reproduisent journellement dans la pratique civile.

Il est nécessaire de rappeler ici (ce que je disais en commençant) que les scrofules, comme les dartres, comme une longue série d'affections, ont diverses périodes dans leur marche. Elles se dénoncent d'abord ordinairement par quelques tumeurs ganglionaires externes que l'on peut palper, toucher, apprécier. Et puis ces tumeurs se multiplient, quelques-unes se ramollissent et crèvent, donnant lieu ainsi à des abcès blafards, fistuleux, indolents !... Jusque-là, la maladie est encore susceptible de guérison ; mais voilà que le vice scrofuleux va se jeter sur les os, il y détermine des tuméfactions, puis des désorganisations : les deux maladies que nous appelons *carie* et *nécrose ;* oh ! alors, ce n'est plus seulement à la médecine qu'il faut demander aide et secours, c'est la chirurgie qui doit venir avec ses instruments tranchants et cautérisateurs. On a vu des scrofuleux survivre longtemps et présenter toutes les apparences d'une bonne santé à la suite d'opérations très-scabreuses; mais combien aussi n'en a-t-on pas vu... supporter des douleurs inutiles? Le vice scrofuleux faisait explosion ailleurs. Or, ce vice devient bien terrible quand il agit si profondément et sur des organisations, hélas! fort affaiblies.

Et puis, je le répète, les maladies scrofuleuses ont leur complication comme les autres, plus souvent même que les autres; elles sont souvent alliées à cette terrible affection de poitrine qui crible les poumons de tubercules et qui pardonne si rarement à ses victimes, ou bien elles sont alliées à ces maladies constitutionnelles, etc.; on conçoit que toutes ces circonstances de complication rendent la guérison plus douteuse, plus difficile à obtenir.

Je serai bref dans mes recommandations médicales et je choisirai dans la masse de remèdes proposés les plus simples, et quelques-uns des moins connus.

VIII. De l'iode.

Il n'est personne qui ne me reprocherait de n'avoir point inscrit à la tête des médicaments employés contre les scrofules l'iode et ses différentes compositions; tout le monde a cru longtemps qu'on avait trouvé un remède vraiment antiscrofuleux, et, je vous l'avouerai tout bas pour mon compte, je le crois encore. Parce que de nombreux revers sont venus effrayer les praticiens qui pensaient le moyen infaillible, il n'en est pas moins constaté que le médicament a bien souvent une incontestable efficacité.

C'est la solution d'iodure de potassium que Récamier employait de préférence, et voici quelle était son habituelle prescription:

Deux fois par jour, deux heures avant le premier et le

dernier repas, on fera prendre une tasse d'infusion de houblon, sucrée avec du sirop de tussilage.

Dans chaque tasse on mêlera une dose de la solution suivante :

Solution.

Prenez :	Eau distillée.	250 gram.
	Iodure de potassium. . .	8 gram.
		F. S. A.

La dose sera d'abord d'une cuillerée à café par chaque tasse de tisane ; cette dose sera continuée ainsi pendant deux ou trois jours. Alors, mais seulement alors, on augmentera d'une cuillerée à café par tasse, ayant soin de rester plusieurs jours encore à cette dose nouvelle. C'est ainsi qu'on augmentera successivement et graduellement de manière à arriver peu à peu à la dose de deux, trois, quatre, cinq et jusqu'à six cuillerées à café chaque fois. — Six cuillerées à café répondent à deux cuillerées à bouche. —

Avant d'augmenter, on stationnera jusqu'à ce que l'on soit invité d'avance par la tolérance de l'estomac. C'est une remarque bien importante à faire, parce que généralement les malades atteints de scrofules, à qui on ordonne un médicament dont on leur fait espérer de bons résultats, ont une tendance bien compréhensible à toujours en vouloir forcer la dose. Il en arrive que l'estomac se fâche. Alors la digestion se fait mal, le médicament est mal absorbé, et les bénéfices qu'aurait dû amener le remède se trouvent annihilés par la mauvaise réparation alimentaire.

Autre observation à propos de l'iode, c'est que lorsqu'on en poursuit longtemps l'usage, il faut en aider les bienfaits par une nourriture substantielle, attendu que généralement l'iode, même bien supporté, aiguise la faim, stimule l'appétit, et il en advient ce paradoxe physiologique : c'est que plus les individus mangent, plus ils maigrissent.

Il est encore une recommandation que je ne manque jamais de faire, c'est qu'un malade, mis à l'usage de l'iodure de potassium, doit avoir soin de se purger de temps en temps.

Purgatifs.

D'ailleurs un malade scrofuleux doit avoir souvent recours aux purgatifs, et il n'est point un praticien tant soit peu expérimenté qui ne partage cet avis; seulement il faut choisir des purgatifs doux : l'huile de ricin, l'eau de Sedlitz, souvent même se contenter de quelques pilules, pilules Morisson ou pilules écossaises, parce qu'il n'y a rien qui affaiblisse momentanément comme une purgation considérable, et, puisque je conseille des purgations répétées, je veux empêcher cependant trop de faiblesses successives.

Purgatifs ! c'est ce que j'ai recommandé aussi contre les dartres, et vous allez voir qu'une bonne partie des médicaments qui me restent à vous indiquer ont beaucoup d'analogie avec ceux prescrits contre les maladies dartreuses.

IX. L'huile de foie de morue.

A côté de l'iode je dois m'empresser de placer l'huile de foie de morue : chacun sait que ce médicament n'est à peu près efficace que par l'iode qu'il contient.

Certes, l'huile de foie de morue n'est point un médicament agréable à prendre; elle exhale une odeur nauséabonde, elle excite la muqueuse buccale et gratte le gosier; elle détermine enfin bien souvent ce malaise d'estomac que les gens du monde appellent mal de cœur. Malgré tous ces désagréments, l'huile de foie de morue finit par passer tout aussi bien qu'une friandise; il suffit d'y accoutumer l'organisme peu à peu. Au reste, voici les précautions que conseillent d'habitude les praticiens les plus sages quand ils recommandent l'usage de ce médicament :

1° On peut, au moment même d'avaler l'huile de foie de morue, se pincer le nez pour n'en point sentir l'odeur;

2° Dès que le liquide est ingéré, aussitôt qu'il a franchi l'isthme du gosier, on peut se gargariser la bouche avec de la limonade ou de l'orangeade, voire même avec du jus d'orange ou de citron;

3° L'huile de foie de morue se prend en général avec une cuiller à bouche; au fond de la cuiller, avant que d'y jeter l'huile de foie de morue, on peut mettre quelques gouttes de liqueurs alcooliques agréablement aromatisées. Ainsi, l'on peut mettre deux à trois gouttes de rhum, ou bien même quantité de kirsch, ou bien même quantité d'anisette.

Pour mon compte, je consulte toujours le goût du malade, et en lui accordant quelques gouttes de la liqueur qu'il préfère, non-seulement je lui fais accepter sans trop de répugnance, mais je fais accepter à son estomac mon désagréable médicament.

L'huile de foie de morue est un médicament fort bon marché, toujours prêt d'ailleurs, facile à conserver et à transporter.

On distingue trois espèces d'huile : la brune, la blonde et la blanche.

La brune, dit-on, contient le plus de principes médicamenteux, mais elle est si répugnante que je conseille de lui préférer la blonde.

La dose habituelle est d'une, deux et jusqu'à trois cuillerées à bouche, prises le matin, à jeun, avec les précautions que nous avons dites.

X. Ce dont je ne parlerai pas.

Vous concevez que je ne veux pas vous faire ici de la médecine transcendante. Je vous ai avoué que les scrofuleux gravement atteints ne pouvaient se traiter convenablement sans se soumettre à une surveillance médicale; ainsi, je ne vous parlerai ni du brome, ni de l'hydrochlorate de baryte, ni même des préparations d'or, dont j'ai donné un échantillon au chapitre des dartres, sous le titre de *Méthode des religieuses de* ... J'aime mieux m'arrêter à des moyens plus vulgaires, plus faciles à administrer, et moins coûteux surtout.

XI. Bains.

Les bains généraux sont nécessaires pour la propreté, je l'ai dit; mais les bains médicamenteux ne le sont pas moins dans certains cas. Si l'on veut essayer des bains d'iode, c'est-à-dire iodurés, il suffira d'en demander la préparation à un pharmacien, lui rappelant que les doses le plus souvent conseillées sont :

Iode pur.	4 grammes.
Iodure de potassium. .	8 —

Mais je vous préviens que l'iode et l'iodure de potassium sont d'un prix assez élevé, et que, par conséquent, il sera assez difficile d'essayer ce moyen à la campagne.

Ce qui pourra peut-être le remplacer, c'est le moyen fourni par les bains sulfureux naturels, que l'on trouve presque pour rien dans tant de contrées, ce sont les bains de mer qui se prennent gratis sur tant de plages.

Bains sulfureux et bains d'eau de mer, ce sont encore des moyens fort préconisés contre les dartres. Eh bien ! ces moyens, employés contre les scrofules, ont rendu souvent des services inattendus.

XII. Amers et toniques.

Ils sont en grand nombre, et je me garderai bien de vous en faire la nomenclature. Permettez-moi de vous renvoyer à mon livre de *Botanique médicale*. Cependant je trouve dans mes notes la formule de quelques moyens analogues à ces préparations si connues qu'on appelle : Sirop ou vin de quinquina, sirop ou vin antiscorbutique, et je crois bon de vous communiquer ces recettes.

Vin de grande chélidoine.

Prenez : Une demi-bouteille de vin antiscorbutique.

Ajoutez-y jusqu'à 60 gouttes de suc de grande chélidoine; faites boire deux fois par jour, à la dose d'un verre à bordeaux.

Vin plus stimulant encore.

Prenez :

Racine de raifort sauvage hachée.	4 poignées.
Trèfle d'eau sec	30 grammes.
Racine de gentiane.	30 grammes.
Cochléaria.	2 poignées.
Vin.	2 litres.

Mêlez; laissez macérer pendant trois à quatre jours, en remuant de temps en temps; tirez à clair.

La dose de ce vin est de une à deux cuillerées à bouche, le matin, à jeun; et le soir, avant le dîner, on peut aller jusqu'à trois cuillerées entières.

Tisane indiquée par Corvisart.

Prenez :

Racine de bardane, d'aunée, de saponaire, de chaque.	30 grammes.
Racine de raifort sauvage. . . .	15 grammes.

Ajoutez trois grands verres d'eau; faites bouillir le tout pendant un quart d'heure, à vaisseau fermé; laissez refroidir; partagez à peu près en trois portions égales; faites prendre le soir et le matin et au milieu du jour.

Elixir antiscrofuleux.

Prenez :

Gentiane.	30 grammes.
Ammoniaque.	30 grammes.
Roquette.	1 poignée.
Eau-de-vie.	250 grammes.

Laissez macérer environ quarante-huit heures; filtrez.

Dose : une cuillerée à bouche étendue dans deux cuillerées d'eau, et prise le soir, au coucher, ou le matin, en se levant.

Usage des feuilles de noyer.

On lit dans le *Journal de médecine et de chirurgie pratique* :

« On trouve à chaque instant, dans les familles mêmes ou il ne semble exister aucun vice héréditaire, de jeunes sujets dont la constitution est, jusqu'à un certain point, scrofuleuse; qui ont les joues développées et pendantes, le nez rouge, les yeux sensibles à la lumière, les paupières souvent enflammées. Ces sujets voient souvent se développer, sur certaines parties du corps, des eczémas, des herpès, des furoncles, etc. Le cuir chevelu est souvent le siége d'éruptions de diverses natures. Tous ces accidents se dissipent aisément par l'emploi d'une infusion de feuilles de noyer; mais, pour obtenir une modification durable dans la constitution, il faut en continuer l'administration pendant un fort long temps. »

Chaque matin deux ou trois feuilles de noyer sont déposées dans un bol que l'on emplit d'eau bouillante, et, au bout d'un quart d'heure, le malade, à jeun, boit cette infusion, édulcorée avec du sucre ou du sirop. Nous préférons de beaucoup cette infusion au sirop et à l'extrait de noyer, dont cependant quelques médecins assurent avoir retiré d'excellents effets. Mais cette tisane, qui ne fatigue pas l'estomac, doit être prise en grande abondance, et son usage sera continué pendant un temps fort long. Sa saveur n'est d'ailleurs pas désagréable, et les malades s'y habituent facilement.

Café de gland.

Parmi les boissons ordinaires de nos malades, écrit le docteur Lebert, qui s'est occupé, et qui s'occupe encore presque exclusivement des maladies scrofuleuses, nous n'en connaissons pas de meilleure que le café de gland. Nous l'employons généralement chez tous les malades atteints de scrofules; nous le donnons, comme boisson au déjeuner et au goûter. Il faut qu'il soit de bonne qualité, que le café soit assez concentré, et fait de façon que le malade en prenne au moins deux tasses le matin et autant le soir, avec un peu de lait et de sucre.

A Lavey, nous l'avions introduit, comme déjeuner et comme goûter, pour tous les scrofuleux de notre hôpital.

XIII. Épurateurs végétaux.

Sirop très-vanté.

Prenez :

Salsepareille. . . .	4 kil.	500 gram.
Gaïac, squine, sassafras, de chaque.	3 kil.	
Quinquina jaune. . .	1 kil.	500 gram.
Fleur de bourrache .		750
Semence d'anis . . .		120
Mélasse clarifiée. . .	15 kil.	"

Mettez les cinq premières espèces émondées, nettoyées, coupées assez menu dans une chaudière étamée, contenant 100 kil. d'eau.

Laissez macérer pendant quarante-huit heures. Faites bouillir jusqu'à évaporation des deux tiers du liquide.

Passez avec expression au travers d'une étamine. Recommencez deux fois la décoction avec une nouvelle et même quantité d'eau ; ayant bien soin de laisser de côté les premières décoctions obtenues. Réunissez les trois décoctions ensemble et passez encore.

Ajoutez la mélasse. Battez de façon à bien mélanger. Faites passer à froid à travers la chausse.

Faites bouillir de nouveau, et, en retirant du feu, mettez les fleurs et les semences dans un nouet. Plongez dans le sirop retiré du feu et laissez infuser jusqu'à refroidissement. Retirez les fleurs, exprimez la chausse et remuez le sirop avec une spatule de bois.

Il est évident que la préparation d'une si grande quantité de sirop ne peut être faite que par une pharmacie ou dans un hôpital. Mais pour en faire provision dans une famille où se trouvent des scrofuleux, on diminuera les quantités d'une façon proportionnelle.

Ce sirop se prend à la dose et absolument comme le sirop antiscorbutique.

Jus d'herbes.

Autrefois on employait les jus d'herbes beaucoup plus qu'aujourd'hui ; on y ajoutait parfois quelques sels pharmaceutiques, et voici contre les scrofules une ordonnance de Corvisart que Récamier avait recueillie, parce qu'il en avait constaté lui-même les bons résultats.

1° On donnera le matin à jeun :

4 onces (120 grammes) de suc de fumeterre et de scabieuse.

Les premiers jours on coupera ce suc avec de l'eau de poulet. Peu à peu on s'habituera à les prendre purs, et on en doublera la dose.

Avant de prendre ces sucs, on y dissoudra 4, 8, et peu à peu jusqu'à 12 grains (20, 40 et jusqu'à 60 centigrammes) d'alcali volatil concret.

2° On prendra en deux doses : l'une, une heure après les sucs d'herbes, et l'autre, une heure avant le dîner, une chopine de la décoction suivante :

Prenez : Racine de patience 1 once (30 gram.)
Racine d'aunée une demi-once (15 gram.)

Faites bouillir dans une chopine et demie (une bouteille) d'eau, jusqu'à réduction d'un tiers.

Puis versez bouillant sur une poignée de fumeterre. Laissez infuser ; passez et prenez en deux doses comme il a été dit.

On ajoutera, à chaque verre de cette infusion, 30 grammes de sirop antiscorbutique.

Méthode de Fertigny.

M. Fertigny, qui a laissé un nom si puissant dans la médecine dite végétale, soignait, pendant l'été, tous les engorgements scrofuleux de la manière suivante.

Il employait les sucs :

De vinette sauvage (oseille sauvage),
De chicorée sauvage,
De cresson
Et de saponaire. De chaque : parties égales.

Il en faisait prendre le matin, à jeun, à la dose de trois, quatre, cinq cuillerées, suivant la force du sujet.

Il y adjoignait l'usage d'un sirop dont voici la formule :

Prenez :	Racine d'annula campana. . . .	12 gr.
	Racine de patience aquatique. .	12
	Racine de raifort sauvage	4
	Orge mondé, une cuillerée.	

Mettez dans trois chopines d'eau et faites réduire sur le feu, jusqu'à réduction d'un tiers.

Retirez du feu. Mettez infuser dans le liquide une pincée de feuilles de houblon. Passez et ajoutez 45 grammes de sirop antiscorbutique.

La dose de cette tisane était d'un verre, deux fois par jour, une heure avant les deux principaux repas. M. Fertigny recommandait de faire dégourdir légèrement la tisane avant de la boire.

Il prescrivait une nourriture substantielle, du vin, un air sec et élevé. Il défendait les légumes aqueux.

XIV. Topiques et emplâtres.

Les scrofules, nous l'avons dit, peuvent déterminer des engorgements ganglionaires et des tuméfactions osseuses. Contre les uns et les autres, on a employé les remèdes extérieurs connus en médecine sous le nom de topiques, dont les emplâtres et pommades font notable partie. Je sais bien que, près d'un grand nombre de médecins, ce genre de médication n'a pas une énorme réputation d'efficacité. L'un d'eux disait à ses cours avec la causticité qui lui est habituelle : «Les emplâtres fondent, mais les tumeurs ne fondent pas.» La plaisanterie est bien formulée, mais l'axiome n'est point d'une vérité incontestable.

Je comprends que des pommades et emplâtres appliqués sur des tumeurs osseuses n'amènent point la résolution, mais j'ai vu, et tous les auteurs qui ont écrit sur cette matière ont raconté comment certains topiques avançaient la disparition des tumeurs ganglionaires et prévenaient la terrible période de suppuration.

Pommade iodurée.

La première, la plus employée de toutes les pommades est naturellement la pommade iodurée. En voici la formule :

Prenez :

Cérat bien frais ou axonge purifié.	30 gram.
Iodure de potassium.	4 gram.

Mêlez très-exactement.

On divise en huit paquets égaux, et chaque paquet sert à faire une friction sur les régions engorgées, qui doit durer de dix à douze minutes.

J'ai fait employer moi-même bien souvent ces frictions iodurées. Il est une remarque qui n'a pu échapper aux observateurs, c'est qu'immédiatement après les premières manœuvres les engorgements semblent diminuer notablement, et puis tout à coup le travail s'arrête, la tumeur reste stationnaire, il semble que la pommade, rétrécissant la peau sur laquelle on l'a appliquée, en a bouché tous les pores, et que le mécanisme de l'absorption soit devenu très-lent, sinon tout à fait impossible.

Simple solution.

Pour obvier à l'inconvénient des corps gras, Récamier prenait souvent le parti de faire appliquer des compresses préalablement trempées dans la solution suivante :

Eau commune.	250 gram.
Iodure de potassium. . .	8 gram.

Vous voyez que si on en excepte l'eau qui est commune dans un cas, qui est distillée dans l'autre, c'est absolument la même prescription que pour l'usage intérieur; seulement il est important de noter que, dans les boissons, on ne procède avec cette solution que par petites cuillerées à café, tandis que, pour l'usage extérieur, on emploie la solution toute pure.

Friction d'huile de foie de morue.

J'ai plus d'une fois, à l'instigation d'un médecin anglais, essayé contre les tumeurs ganglionaires des frictions faites avec de l'huile de foie de morue, j'en ai retiré de temps en temps d'incontestables avantages. Comme il faut bien l'avouer, le moyen est resté inactif dans plus d'une circonstance.

Mais le remède est si bénin, il est si incapable de faire du mal, s'il ne fait pas grand bien, qu'on peut toujours en essayer sans crainte. Voici comme je conseille de procéder.

On choisit l'huile de foie de morue la plus limpide, la plus pure; non-seulement on en frictionne les régions engorgées, les ganglions du cou, par exemple; mais, après cinq à six minutes de frictions, on fait une embrocation, c'est-à-dire qu'on étale sur la peau le plus d'huile possible; par-dessus cette embrocation, on place une couche de coton cardé; par-dessus le coton cardé, on établit et on s'arrange pour maintenir en place une toile imperméable : toile de caoutchouc, tissu de gutta-percha ou tout simplement taffetas gommé.

Je n'en veux pas dire davantage sur les topiques et sur les emplâtres. Dans mon livre des *Recettes et Formules*, j'en ai indiqué un bon nombre. Dans la *Botanique médicale*, j'en ai formulé plus encore. Je ne puis tomber dans des répétitions fastidieuses, et je renvoie à ces deux ouvrages.

XV. Exutoires et dérivatifs.

On a tant parlé des bienfaits d'un vésicatoire en cas de tumeur ganglionaire, en cas même de tumeur osseuse; on a tant vanté les bénéfices d'un cautère, établi en permanence sur des sujets scrofuleux, qu'il me paraît indispensable d'en dire deux mots avant de passer outre.

Il est possible qu'un vésicatoire, tenu à demeure pendant deux ou trois mois, opère une dérivation avantageuse contre le vice intérieur qui travaille et produit les engorgements ganglionaires. Mais quand après une tentative de plusieurs semaines, on n'obtient d'un vésicatoire en pleine suppuration aucun bénéfice réel, il devient contraire au lieu de bienfaisant, car il épuise, et les malheureux scrofuleux ont assez de causes de faiblesse pour n'en point accepter volontairement une nouvelle.

J'en dirai autant des cautères et je serai plus sévère encore, parce qu'un cautère mine plus activement qu'un vésicatoire et parce qu'un cautère se supprime plus difficilement qu'un vésicatoire.

Vésicatoires et cautères ont été cependant manifestement utiles dans une des formes les plus graves de la maladie scrofuleuse, je veux parler de l'engorgement des articulations. On a vu de larges vésicatoires volants, appliqués sur des genoux qui menaçaient de se souder, arrêter la maladie et rendre à l'articulation toute sa souplesse. On a vu des cautères, établis autour de genoux tuméfiés, empêcher le dénoûment terrible du tubercule et de la carie. Mais ces larges vésicatoires qui demandent à être répétés coup sur coup, mais ces cautères dont il faut que la place soit bien choisie et la profondeur judicieusement calculée, ne peuvent être employés sans la prescription formelle et sans la surveillance d'un médecin.

XVI. Remèdes ophthalmiques.

J'ai omis de dire que le vice scrofuleux avait une malheureuse prédilection pour l'organe visuel; que c'était lui qui rougissait tant de paupières, en faisait tomber les cils et bouleversait le globe de l'œil de façon à produire, non-seulement le gonflement des paupières, les douleurs intenses de la sclérotique, mais de la suppuration, des érosions et des points d'opacité. Je n'ai point abordé ce chapitre, parce qu'à mon avis l'œil est un organe si délicat et un organe si essentiel, que toutes les maladies des yeux doivent être confiées aux soins de l'expérience et de la sagacité. Cependant je ne puis résister au désir d'indiquer ici un moyen fort efficace contre les désordres scrofuleux de l'organe visuel.

Tout le monde connaît la *pommade de Lyon*, qui contient un gramme de précipité rouge pour dix grammes d'axonge purifiée. On l'a modifiée de toutes les manières, en y ajoutant du camphre, du laudanum, de l'oxyde de zinc, que sais-je? Quant à moi, la modification qui m'a paru la meilleure a été celle-ci :

Beurre frais.	10	grammes.
Onguent rosat. . . .	10	—
Précipité rouge. . .	1	—

Pour faire usage de cette pommade, on oblige le malade à fermer ses yeux, et armant le doigt d'une petite quantité de pommade, environ gros comme la tête d'une épingle, on enduit légèrement le bord extérieur des deux paupières fermées.

XVI. Ne multiplions pas les formules.

Inutile de multiplier les recettes. Vous le voyez, elles ont besoin pour la plupart d'être conseillées par un médecin, et les effets doivent en être surveillés, non-seulement avec sollicitude, mais avec des connaissances médicales. D'un autre côté, je vous ai dit et je vous répète que la plupart des moyens employés dans les maladies dartreuses, pouvaient être très-utiles dans les maladies scrofuleuses. Retournez en arrière, parcourez, rassemblez, choisissez, mais surtout étudiez avec discrétion et n'appliquez qu'avec sagesse.

Je veux clore tout ce que j'avais à dire sur les scrofules par l'examen rapide de trois ou quatre moyens peu connus : la compression, l'électricité et divers modes d'hydrothérapie.

XVIII. Compression.

J'ai parlé à propos des tumeurs mammaires (*Santé des femmes*), j'ai parlé fort en détail des bons résultats produits, non par une compression brutale, mais par une compression intelligente, douce et égale.

Malheureusement cette compression n'est pas toujours facile à appliquer sur les tumeurs ganglionaires ; je suis persuadé qu'elle réussirait d'une façon inattendue. Comment comprimer autour du cou sans gêner la respiration du malade ? Comment comprimer les ganglions situés dans les aines sans mettre obstacle à la locomotion ? Je sais bien qu'on pourra m'objecter pour ce dernier cas : N'avez-vous pas les bandages herniaires ? A cela, je répète encore que je veux une compression douce et que la pelote, soutenue par un ressort d'acier, au lieu de comprimer, finirait par irriter en essayant d'écraser. Mais j'ai vu cette compression appliquée sur des ganglions situés le long des bras, le long des membres inférieurs, sur les omoplates, dans le dos, sur une base résistante enfin, amener des bénéfices tout à fait inattendus.

Je l'ai même vue réussir plus d'une fois dans certains gonflements des os. Je me souviens d'une jeune personne de dix-huit ans, très-blonde, très-grasse, portant tous les caractères d'un tempérament extralymphatique, et dont le genou était si malade, que bien des médecins avaient pensé qu'il s'agissait d'une tumeur blanche ; plusieurs chirurgiens, de leur côté, avaient annoncé la nécessité d'une opération. Récamier, appelé en consultation, prescrivit une compression qu'il me chargea d'établir. Je fis faire un sparadrap spécial; c'est-à-dire que, sur une longue pièce de calicot, on étala un emplâtre fondant dont j'ai dit la préparation dans mes *Recettes et Formules* : l'emplâtre de madame Bressant. Je coupai ce sparadrap en lanières, et, l'échauffant un peu au feu, j'en entourai le genou, imbriquant chaque doloir et procédant de haut en bas. J'eus bien soin, d'après la recommandation du maître, de ne point serrer exagérément. Tous les jours je levais l'appareil et je le renouvelais immédiatement.

En moins d'une semaine l'amélioration était manifeste. Après quinze jours mademoiselle X... pouvait s'appuyer sur son genou. Quand, au bout du mois, elle partit pour la campagne, elle pouvait se promener dans sa chambre; l'impulsion était donnée, c'est-à-dire que l'ennemi était vaincu; la tuméfaction des os marchait vers une guérison complète. Nous prescrivîmes un régime fortifiant, un traitement antistrumeux, et la malade, que j'ai revue depuis, est revenue en quelques mois à parfaite santé.

XIX. Électricité.

Je pourrais citer un grand nombre de tumeurs ganglionaires guéries par la stimulation des courants électriques; je n'en veux donner qu'un exemple, parce qu'il s'agit incontestablement de tumeur scrofuleuse.

J'ai entrepris par l'électricité le traitement d'un jeune homme qui sortait de l'hospice Saint-Louis, où il avait passé un temps considérable sans le moindre résultat avantageux. Il est arrivé chez moi avec un cou tellement bosselé et tellement tuméfié, que le diamètre de son cou était presque le même que le diamètre de sa tête. Je l'ai soumis aux courants électromagnétiques en les introduisant d'abord à l'aide de plaques mouillées. J'ai obtenu une diminution notable. J'ai ensuite employé les aiguilles et j'ai activé les courants au point de déterminer de petits foyers inflammatoires dans les plus grosses tumeurs. Dans quelques-unes, j'ai été jusqu'à produire de la suppuration. Cette suppuration s'est résorbée. — Comme je n'avais plus que des noyaux assez durs à combattre, j'ai commencé l'usage de la pile à auge, chargée d'une pinte d'eau contenant 30 grammes d'hydriodate de potasse, et c'est un passage d'un livre de M. le docteur Fabré-Palaprat qui m'a conduit à cette expérience. Il a guéri de cette manière un hydro-sarcocèle. L'agent galvanique, écrit-il, ayant la puissance de décomposer les sels et de transporter leur acide à un pôle, et leur base à l'autre, j'ai pensé que je pourrais, dans certaines circonstances, retirer un grand avantage de l'emploi d'un sel d'iode, en le décomposant par la force de la pile, et en l'introduisant directement dans les tumeurs au moyen des aiguilles. — L'événement a confirmé ma prévision.

Mon jeune scrofuleux a été littéralement guéri; il lui est resté des cicatrices sans doute, mais le cou est complétement dégagé. Un traitement ioduré a parfait l'œuvre commencée. Mon ancien malade est boucher dans une ville peu éloignée de Paris, et il vient rarement à la capitale sans me faire une petite visite de reconnaissance.

XX. Hydrothérapie.

Il est peu de mes lecteurs, très-probablement, qui n'aient entendu parler de l'hydrothérapie, mais il n'en est pas un grand nombre, j'en suis sûr, qui connaissent bien les diverses manœuvres hydrothérapiques; ils savent que c'est un traitement par l'eau froide, voilà tout. Il n'est donc point inutile de donner sur ce genre de traitement quelques détails curieux à connaître et nécessaires pour quiconque voudrait faire de l'hydrothérapie une utile application.

C'est en Allemagne que l'hydrothérapie a pris naissance, c'est là que le traitement est infligé dans toute sa rigueur. Supposons que vous vouliez vous y soumettre : vous êtes arrivé le soir dans un des nombreux établissements qui se trouvent en ce pays; là, on vous donne une chambre avec un bon lit, où vous dormez bien ou mal, mais où vous prenez cette chaleur litueuse qui détermine plus ou moins de moiteur. Le lendemain matin, entre chez vous un garçon, apportant une couverture, un drap mouillé, c'est-à-dire trempé dans l'eau froide et suffisamment tordu.

— C'est le bain de Monsieur, vous dit le domestique.

Vous sautez à bas du lit avec défiance et curiosité. Le baigneur alors ôte vos draps, étend la couverture, puis le drap mouillé, et vous invite à vous recoucher dessus... Hé ! hé ! vous frissonnez d'avance, mais enfin il faut se résigner, vous vous couchez. On vous enveloppe avec le drap, ce qui vous fait grelotter à merci; on vous enveloppe avec la couverture, puis on vous couvre de hardes, d'édredons ou d'autres couvertures encore, et l'on vous souhaite bonne transpiration.

C'est qu'effectivement peu à peu le froid que vous avez ressenti diminue; bientôt, la chaleur commence. Après la chaleur, survient une abondante transpiration.—Très-bien ! Vous n'êtes point au bout de vos épreuves : le baigneur arrive, vous plante tout emmaillotté sur une chaise à roulettes et vous conduit près d'un bassin plein d'eau froide. Il vous engage à vous jeter là dedans tout en sueur. Prrrr ! l'invitation est disgracieuse. Obéissez pourtant, c'est l'ordre du maître. Pouff ! vous y voilà.... La première sensation est étrange, moins pénible qu'on ne le croirait, puis elle dure peu, le calme se fait vite et la chaleur vous revient même dans cette eau froide, où vous ne restez qu'une à deux minutes. Au sortir de ce bain, on vous essuie, ou vous frictionne; vous allez vous habiller, et on vous envoie... promener.

Si vous êtes bien sage, si vous vous réchauffez bien en marchant avec un peu d'énergie, on vous donnera un bon déjeuner : du lait ou du beurre, de l'eau et du pain bis !

Ainsi : le drap mouillé, l'immersion froide au milieu d'une flagrante transpiration, le réchauffement par l'exercice, c'est-à-dire le réchauffement naturel, la sobriété, la frugalité; telles sont les bases du traitement hydrothérapique.

Je sais bien qu'il y a des variations, des fioritures à ce thème un peu banal. Ainsi, au lieu de vous envelopper dans un drap mouillé, on vous entoure d'une couverture chaude et de tous les adjuvants dont nous avons parlé, puis on vous fait boire de l'eau froide. Il y a encore des bains de siége; il y a des bains de pieds froids; il y a surtout les douches : douches en arrosoir ou douches à gros jet; toutes ces manœuvres tendent au même but : faire jouer la peau, et par le mécanisme de l'action et de la réaction, déterminer une abondante transpiration.

Or, dans le cas de scrofules et de maladies dartreuses comme dans une foule d'affections chroniques, l'hydrothérapie a semblé rendre d'éminents services. Les transpirations sont épuratrices en quelque sorte, et puis l'incessante activité de la peau forme tout mécaniquement une dérivation efficace contre les concentrations maladives.

Cependant, pour les scrofules, il est des adjuvants nécessaires quand on emploie l'hydrothérapie. Ce sont les amers, les toniques, les préparations iodées; en un mot, le traitement intérieur que l'on suit habituellement en dehors de l'hydrothérapie. Autrement il y aurait à craindre qne l'organisme, affaibli par le vice scrofuleux, n'ait point assez d'énergie pour suffire aux réactions nécessaires.

L'hydrothérapie, dit le docteur Lebert dans son *Traité pratique des maladies scrofuleuses*, « a été recommandée « surtout en Allemagne contre cette maladie; on prétend « en avoir obtenu de brillants succès. En lisant ce qui a « été écrit sur ce sujet, on ne regrette qu'un seul oubli, « c'est celui des preuves. Nous sommes, du reste, bien « loin d'être opposé à ce genre de traitement; nous « avons même fait une modification à cette méthode « que nous désignons sous le nom d'hydrosudopathie « médicamenteuse. Nous faisons envelopper les malades « dans des couvertures mouillées, comme cela se pra- « tique dans le traitement de Priesnitz; ils transpirent « ensuite pendant deux ou trois heures, et puis on les « plonge dans un bain froid; mais, au lieu de leur faire « boire de l'eau pure, nous y mêlons les substances ac- « tives reconnues utiles contre ces maladies; c'est ainsi « que les scrofuleux prennent 20 à 30 gouttes de teinture « d'iode mêlées à un litre d'eau; ils en boivent un verre « de quart d'heure en quart d'heure. Dans deux cas de « tuberculisation glandulaire avec suppuration et ulcères, « nous en avons observé de fort bons résultats; les ul- « cères se sont promptement cicatrisés et les malades « ont pris très-bonne mine. »

C'est à la lecture de ce passage que m'est venue une pensée !... une pensée que j'ai ruminée, retournée dans tous les sens, qui m'a conduit à des expériences, à des réflexions qui peut-être un jour enrichiront d'un moyen très-efficace et très-peu coûteux la thérapeutique anti-scrofuleuse.

Je me suis dit : l'iode est un médicament généralement reconnu antiscrofuleux; le bon air, le grand air, une atmosphère vive, est un des meilleurs moyens antiscrofuleux; les bains salés comme fortifiants, comme médicamenteux même sont, eux aussi, antiscrofuleux. L'hydrothérapie, dit-on, a rendu d'éminents services dans les maladies scrofuleuses; eh bien! si au lieu d'eau simple, au lieu d'un établissement situé au centre des terres, on allait chercher l'eau active de la mer et l'établissement tout naturel et si vivement aéré que présentent les plages de l'Océan; si là on appliquait les diverses manœuvres de l'hydrothérapie; en un mot, si on faisait de l'hydrothérapie salée, n'obtiendrait-on pas des succès inattendus?

Comment agit l'hydrothérapie ordinaire? par l'action et la réaction, nous l'avons dit. Or, pour que cette action et cette réaction soient assurées dans les cas de scrofules, il faut souvent des médicaments intérieurs. Eh bien! sur le bord de la mer, pas ne serait besoin, ce me semble, de cet adjuvant pharmaceutique; l'air y est vif et tonifiant; il contient des émanations iodées qui s'échappent de tous les fucus ou varechs que les flots jettent au rivage... Et puis! à l'action et réaction de l'eau simple vous surajouterez, en manœuvrant avec l'eau de mer, tous les bénéfices de l'absorption possible d'une partie des sels que renferme l'eau de mer.

Toutes ces pensées me trottèrent huit jours par la tête avant que je n'aie le courage d'en parler à personne; je compulsais, j'étudiais sans rien dire; j'avais peur d'une désillusion.

Effectivement, j'allai voir un confrère qui dirige l'un des établissements d'hydrothérapie les plus importants, situés à Paris ou dans le voisinage. Je lui exposai ma théorie, ma pensée et toutes mes réflexions. Il hocha la tête, fit la grimace, et me déclara que je n'obtiendrais pas de transpiration, partant point d'épuration, point de dérivation, point d'absorption. Je sortis de chez lui un peu inquiet; mais je devais en avoir bientôt le cœur net; je partais quelques jours après pour les bains de mer.

J'arrivai sur la plage bien avant la saison choisie par les baigneurs; j'y restai à peu près seul pendant près d'un grand mois, et je pus faire paisiblement mes essais, mes études, consigner toutes mes remarques.

J'ai pratiqué sur moi-même, au grand effroi de mon entourage, les principales manœuvres de l'hydrothérapie. Je me suis fait envelopper dans un drap mouillé d'eau de mer, et j'ai obtenu une transpiration abondante. Tout en transpiration, j'ai été prendre une immersion; je m'en suis bien trouvé. Souvent les vagues m'ont servi de douches, et je puis vous certifier une chose, c'est que le moyen est d'une activité considérable.

Je n'ai pu en faire l'essai que sur moi et sur deux malades; car vous comprenez que l'on marche à tâtons quand on s'avance sur un terrain si peu connu. La première était une jeune fille, que ses strumes rendaient si nerveuse qu'elle frisait déjà la paralysie. Depuis cinq mois elle n'avait pu marcher, et elle était réduite à ne plus pouvoir manger un simple morceau de pain sans une véritable indigestion. Elle est venue; nous avons procédé par des affusions froides d'abord, puis les applications froides, puis les immersions. Au bout de six semaines, la malade dormait, mangeait comme tout le monde, marchait avec peine, mais marchait assez longtemps; bref, elle se regardait comme tout à fait guérie.

Le second malade a eu tellement peur qu'il n'a pas voulu poursuivre.

Vous voyez que l'hydrothérapie salée n'est encore qu'en germe. Si jamais il sortait de là un arbre bien fort qui portât des fruits nombreux de guérison, en vérité il faudrait admirer les maternelles précautions de la Providence, qui près du mal met si souvent le palliatif. Ne vous ai-je point dit que les habitants des côtes étaient fort sujets aux scrofules (je vous en ai détaillé les raisons)? Eh bien! si jamais l'hydrothérapie salée est reconnue efficace, tout près des causes de la maladie se trouvera le remède. Je le souhaite de tout mon cœur.

TABLE DES MATIÈRES.

AVANT-PROPOS.

ÉPILEPSIE.

Première partie.

CAUSES, MARCHE ET CARACTÈRES DE L'ÉPILEPSIE.

Seconde partie.

TRAITEMENT DE L'ÉPILEPSIE.

DARTRES.

SCROFULES.

www.ingramcontent.com/pod-product-compliance
Lightning Source LLC
Chambersburg PA
CBHW071636200326
41519CB00012BA/2313
* 9 7 8 2 0 1 2 6 3 0 2 3 9 *